Bibek Sutradhar
Sabrina Ferdous

Conservação dos elefantes no Bangladesh - Os factos e as ficções

Bibek Sutradhar
Sabrina Ferdous

Conservação dos elefantes no Bangladesh - Os factos e as ficções

ScienciaScripts

Imprint

Any brand names and product names mentioned in this book are subject to trademark, brand or patent protection and are trademarks or registered trademarks of their respective holders. The use of brand names, product names, common names, trade names, product descriptions etc. even without a particular marking in this work is in no way to be construed to mean that such names may be regarded as unrestricted in respect of trademark and brand protection legislation and could thus be used by anyone.

Cover image: www.ingimage.com

This book is a translation from the original published under ISBN 978-620-2-02215-6.

Publisher:
Sciencia Scripts
is a trademark of
Dodo Books Indian Ocean Ltd. and OmniScriptum S.R.L publishing group

120 High Road, East Finchley, London, N2 9ED, United Kingdom
Str. Armeneasca 28/1, office 1, Chisinau MD-2012, Republic of Moldova, Europe
Printed at: see last page
ISBN: 978-620-7-93381-5

Conservação dos elefantes no Bangladesh
-Os factos e as ficções

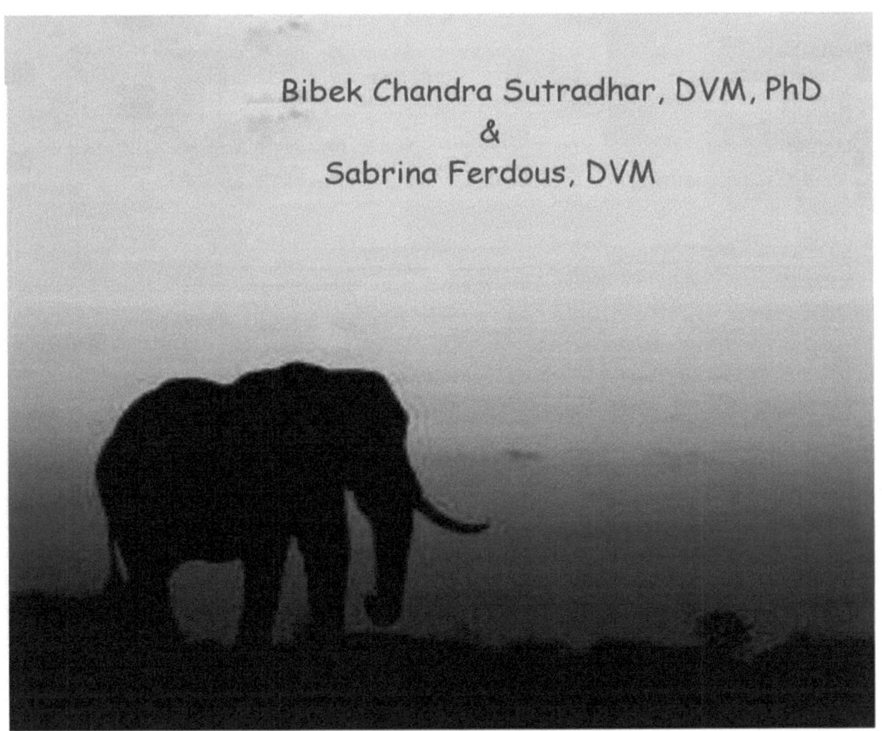

junho, 2017

ÍNDICE DE CONTEÚDOS

Capítulo 1: Introdução

Elefante asiático:

O elefante asiático ou asiático *(Elephas maximus)* é o maior animal herbívoro terrestre vivo da Ásia. São espécies de elefantes que habitam a floresta, descritas como espécies-chave[1] , espécies emblemáticas[2][3][4] , espécies guarda-chuva[5][6] e são frequentemente designadas como os "engenheiros" da floresta, uma vez que desempenham um papel significativo na manutenção do ecossistema que habitam e podem modificá-lo de forma positiva e negativa através das suas acções [4]

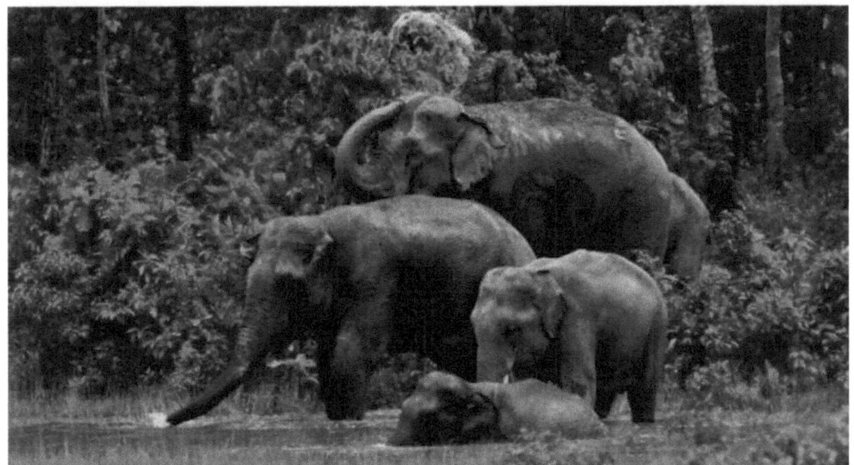

Imagem comum de elefante asiático encontrado em movimento na zona montanhosa de Chittagong, Bangladesh

A palavra 'Elefante' vem da palavra grega "Elephas" que significa marfim. Isto refere-se às suas presas. Na nomenclatura científica, os elefantes pertencem à ordem Proboscidae. Esta palavra é também grega e refere-se a outra anatomia distintiva do elefante, a tromba. [7][8]

Na ordem Proboscidae, existem duas espécies de elefantes, o elefante asiático (Elephas maximus) e o elefante africano *(Loxodonta africana).* Ambos pertencem à família Elephantidae. Existem quatro subespécies do elefante asiático: [9]

O elefante indiano *(Elephas maximus indicus)* é a subespécie mais amplamente distribuída, encontrando-se no Bangladesh, Butão, Bornéu (Brunei Darussalam, Malásia e Indonésia), Camboja, China, Índia, República Democrática Popular do Laos, Malásia peninsular, Myanmar, Nepal, Sri Lanka, Tailândia e Vietname. É também a espécie mais numerosa, com 20.000-25.000 exemplares em estado selvagem. [10]

O elefante de Sumatra *(E. m. sumatrensis),* que se encontra apenas na ilha de Sumatra (Indonésia), tem um número de indivíduos entre 2.440 e 3350. [10]

O elefante do Sri Lanka (*E. m. maximus*) encontra-se no sudoeste do Sri Lanka e é a maior subespécie de elefante asiático. Existem entre 3.160 e 4.400 na natureza. [10]

O elefante-pigmeu do Bornéu (*E. m. borneensis*) vive no norte do Bornéu e é mais pequeno do que todas as outras subespécies, mas tem orelhas maiores, uma cauda mais comprida e presas direitas. Os resultados da análise genética indicam que os seus antepassados se separaram da população continental há cerca de 300.000 anos. [11]

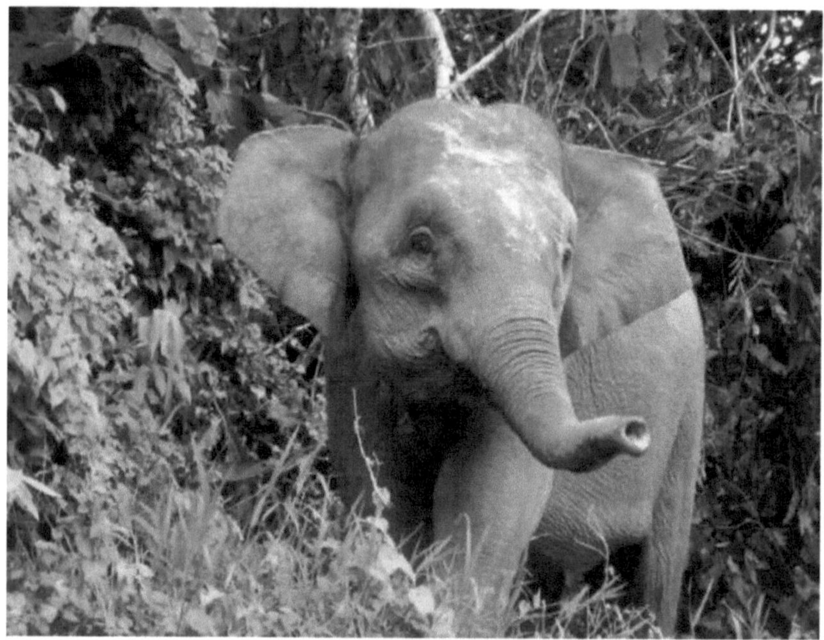

Elefante-pigmeu de Bornéu

Várias características anatómicas distintivas diferenciam o elefante asiático do maior e mais abundante elefante africano *(Loxodonta africana)*. (Tabela-1)

Traits	African Elephant	Asian Elephant
Weight	4000 – 7000 kg	3000 – 6000 kg
Shoulder height	3 – 4 Meter	2 – 3.5 Meter
Skin	More wrinkled	Smoother
Number of ribs	Up to 21 pairs	Up to 20 pairs
Highest point	On the shoulder	On the back
Size of the ears	Bigger, cover the shoulder and are the general shape of African continent	Smaller, more rounded and do not cover the shoulder
Shape of the head	Single domed with one hump	Double domed with two hump
Tusks	Existing with both sexes. Bigger with the males	Males in many cases having tusks. Females having only rudimentary or no tusks
Food	Mainly leaves	Mainly grass
Trunk	With more rings, less hard	With less rings, hard
Trunk end	With two fingers	With one finger
Toenails	Foreleg 4 or rarely 5 / Hind leg 3 or rarely 4	Foreleg 5 / Hind leg 4 or rarely 5

References: [12] [13]

Habitat:

O elefante asiático vive numa grande variedade de habitats, incluindo savanas, matagais e florestas de copas fechadas. Os elefantes asiáticos também habitam prados, florestas tropicais sempre-verdes, florestas semi-verdes, florestas húmidas de folha caduca, florestas secas de folha caduca e florestas secas de espinhos, para além de florestas cultivadas e secundárias e matagais. Estudos anteriores descobriram que os elefantes preferem habitats florestais de terras baixas[14][15][16][17] , onde a folhagem nutritiva é abundante. Os elefantes têm uma forte preferência por florestas com alta produtividade localizadas dentro de vales. [18] O tamanho das áreas de vida do elefante asiático varia consideravelmente. Para as fêmeas, é de 34-800 km^2 e, para os machos, de 200-235 km^2 . No entanto, as áreas de vida dos elefantes podem cobrir milhares de quilómetros quadrados. [19] Estas variações nas áreas de vida podem ser determinadas pelo tipo de habitat, preferência individual, tradição, relações inter-familiares e proporção entre géneros. Os prados são o habitat de alimentação preferido dos elefantes. No entanto, para se deslocarem, descansarem, terem sombra, reproduzirem-se e outros fins, os elefantes asiáticos precisam de outros tipos de habitats. A utilização dos prados pelos elefantes é determinada por diferentes factores, tais como a composição das espécies, a densidade de outros herbívoros, a distância dos locais de pastoreio em relação à fronteira da floresta e a proximidade dos locais de pastoreio em relação aos locais de abeberamento [20]

Nesta gama de tipos de habitat, os elefantes ocorrem desde o nível do mar até mais de 3.000 m (9.800 pés). [21] No entanto, necessitam de um amplo espaço para se deslocarem e podem explorar diferentes fontes de alimento. É por isso que o elefante asiático é reconhecido como uma espécie "guarda-chuva", cuja conservação pode garantir a manutenção da diversidade biológica e da integridade ecológica de uma grande faixa de terra. O elefante asiático tornou-se um animal "criticamente ameaçado" no Bangladesh[22] devido à destruição do habitat, à fragmentação (natureza irregular da área florestal) e à perda de corredores[23] .

Hábito alimentar:

Extremamente adaptáveis em termos de dieta e comportamento, os elefantes podem sobreviver em qualquer lugar, desde os prados às florestas tropicais, mas têm de migrar através de grandes áreas para encontrar água e alimentos adequados em diferentes alturas do ano. Estas vastas áreas tornaram-se extremamente raras na Ásia densamente povoada e em rápido desenvolvimento. [24] São classificados como mega-herbívoros e um elefante asiático adulto consome mais de 150 kg de vegetação[25] e 52 galões (80-200 litros) de água por dia e necessita de um "espaço vital" ou área de distribuição de, pelo menos, 80 milhas quadradas. Embora as áreas protegidas satisfaçam, em certa medida, as necessidades dos elefantes, estas áreas não são muitas vezes suficientes para os manter durante todo o ano. Por isso, os elefantes deslocam-se extensivamente pelos habitats e áreas de distribuição em busca de água, alimentos e minerais essenciais, que variam consoante a estação. [26] Os elefantes alimentam-se de 112 espécies diferentes, mais frequentemente da ordem dos Malvales e das famílias das leguminosas, palmeiras, juncos e gramíneas verdadeiras.[27] Normalmente, preferem comer erva, mas também gostam de raízes, folhas, trepadeiras, arbustos, caules e cascas. [27] Alimentam-se mais na estação seca e a casca de árvores constitui uma parte importante da sua dieta na parte fresca da estação.[28]

De acordo com o USFWS (2002), a erva representa normalmente mais de 50% da dieta do elefante asiático. No entanto, Joshi & Singh (2008) contradizem o facto de o consumo de espécies arbóreas (74%) ser muito superior ao de gramíneas (14%) e arbustos (8%), mas a sua dieta depende principalmente da disponibilidade de alimentos sazonais ao longo do ano e durante a migração.

Comportamento:

Os elefantes são crepusculares. [31] Os elefantes vivem normalmente em grupos familiares e apenas os machos adultos são frequentemente solitários,[26] chegando à adolescência. [32]

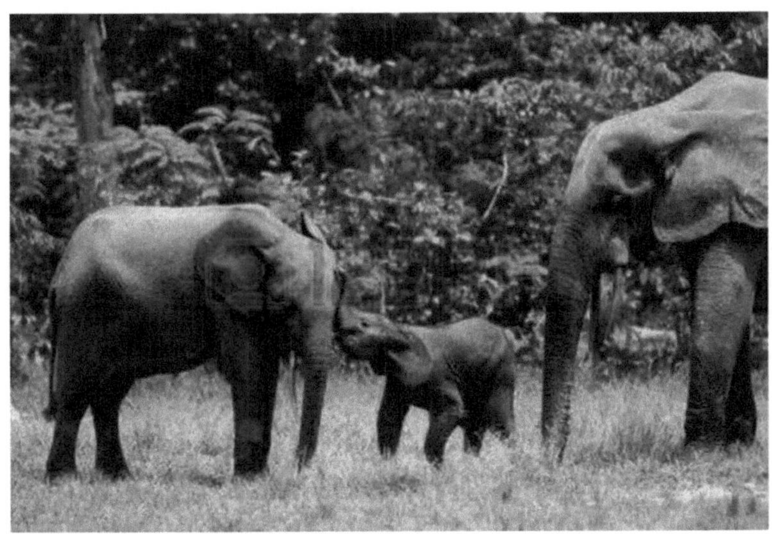

Normalmente, as fêmeas adultas e os vitelos podem deslocar-se em grupo. As unidades de vacas e vitelos tendem geralmente a ser pequenas, consistindo tipicamente em 3 fêmeas adultas que são provavelmente aparentadas e as suas crias. No entanto, podem ocorrer grupos maiores, com 15 fêmeas adultas. [33] Também pode haver agregações sazonais com 100 indivíduos de cada vez, incluindo crias e subadultos. Até há pouco tempo, pensava-se que os elefantes asiáticos, tal como os elefantes africanos, seguiam normalmente a liderança das fêmeas adultas mais velhas, ou matriarcas, mas as fêmeas podem formar redes sociais extensas e muito fluidas, com variações individuais no grau de gregarismo. [35] Os laços sociais tendem geralmente a ser mais fracos do que os do elefante africano. Os elefantes são capazes de distinguir sons de baixa amplitude. [36] Utilizam o infrassom para comunicar, o que foi notado pela primeira vez pelo naturalista indiano Krishnanand, mais tarde estudado por Payne. [37] Os elefantes asiáticos são muito inteligentes e conscientes de si próprios. [38]. Apresentam uma grande variedade de comportamentos, incluindo os associados ao luto, à aprendizagem, à maternidade, ao mimetismo, ao jogo, ao altruísmo, à utilização de ferramentas, à compaixão, à cooperação, à auto-consciência, à memória e à linguagem.

Há relatos de que os elefantes vão para um local mais seguro durante catástrofes naturais como tsunamis e terramotos, embora não haja registos científicos disso, uma vez que é difícil recriar ou prever catástrofes naturais. [9]

Reprodução:

Os touros atingem a maturidade sexual por volta dos 12-15 anos de idade. Entre os 10 e os 20 anos de idade, o touro passa por um fenómeno anual conhecido por "Musth". [40] O período de gestação é de 18-22 meses e a fêmea dá à luz apenas um bezerro, ocasionalmente gémeos. À nascença, o vitelo pesa cerca de 100 kg e é amamentado até aos três anos.

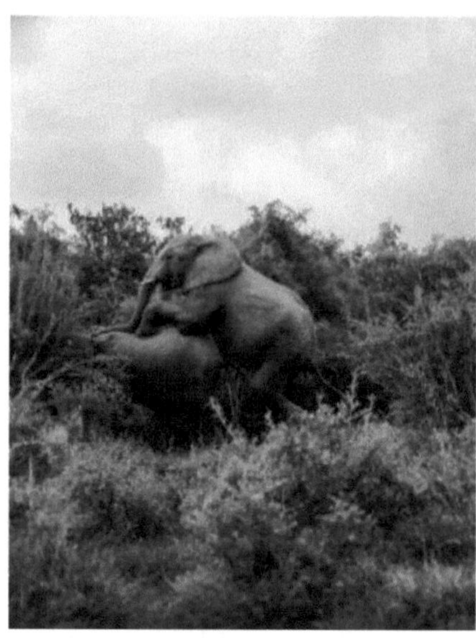

Uma vez que a fêmea dá à luz, normalmente não se reproduz novamente até que a primeira cria seja desmamada, resultando num intervalo de nascimento de quatro a cinco anos. [41] A esperança de vida dos elefantes foi exagerada no passado. Vivem em média 60 anos na natureza e 80 em cativeiro[31]. [31] Tendo o período de gestação mais longo de todos os mamíferos, necessita de muito tempo para desenvolver uma geração. Esta caraterística coloca esta espécie guarda-chuva em risco de rápido decréscimo populacional. [42]

Situação do elefante asiático nos países da área de distribuição:

Desde 1986, o Elephant maximus está classificado como ameaçado pela IUCN, uma vez que a população diminuiu pelo menos 50% nas últimas três gerações, estimadas em 60-75 anos.[43] Em tempos, os elefantes vagueavam por toda a Ásia, desde a Pérsia até à China, mas atualmente a sua área de distribuição é muito restrita e fragmentada. 90% da área de distribuição histórica dos elefantes asiáticos foi perdida e apenas 29% da área de distribuição restante dos elefantes asiáticos se encontra em áreas protegidas definidas pela União Internacional para a Conservação da Natureza (UICN): Bangladesh, Butão, Camboja, China, Índia, Indonésia, Laos PDR, Malásia, Myanmar, Nepal, Sri Lanka, Tailândia e Vietname. Entre estes países, o maior número de elefantes asiáticos encontra-se na Índia (cerca de 26000 indivíduos) e o menor número de elefantes encontra-se no Vietname (cerca de 10-30 indivíduos). (Quadro 2) É amplamente aceite e frequentemente citado que existem 40.000 elefantes asiáticos em todos os países da sua área de distribuição, embora a exatidão deste número não tenha sido verificada devido à falta de capacidade e tecnologia disponíveis para estimar as populações em muitos países da área de distribuição do elefante asiático [26]

Countries	2005 Estimate	2008-2011 Estimate	2016 Estimate	
			Captive	Wild
Bangladesh	196-227	252-332	94	197-227
Bhutan	400-600	228-348	09	250-500
Cambodia	250-600	445*	101	281-319
China	200-250	117	250	219-242
India	23900-32900	26000-30000	3467-3667	29391-30711
Indonesia(Kalimantan & Sumatra)	1180-1557	2460-2900	300	1700
Laos PDR	780-1200	282	500	100-500
Malaysia	766	1250-1466	70	3263-3503
Myanmar (Sabah &Burma)	4100-5600	2731-3492	5570	4000-5000
Nepal	100-170	304-350	80	107-145
Sri Lanka	2500 (1993 estimate)	5879	250	5879
Thailand	3000-3700	3000-3700	2700	3000-3500
Vietnam	79-94	10-30	82	76-94

Tabela 1: Estimativa da população de elefantes nos países da área de distribuição. [26][44]

Usos e comércio de elefantes asiáticos:

Os elefantes foram capturados na natureza e domesticados para serem utilizados pelos seres humanos. O primeiro registo histórico da domesticação de elefantes asiáticos data da época dos Harappan.[45] Por fim, o elefante passou a ser um motor de cerco, uma montada de guerra, um símbolo de estatuto, um animal de carga e uma plataforma elevada para a caça durante os tempos históricos no Sul da Ásia. [46] Atualmente, estima-se que existam cerca de 16.000 elefantes asiáticos em cativeiro nos 13 países da região, alojados em templos, campos de elefantes rurais ou jardins zoológicos. Nos tempos antigos, os elefantes asiáticos eram também frequentemente utilizados em guerras, especialmente por Alexandre o Grande e pelos governantes da Índia e do Império Khmer. Atualmente, muito poucos países utilizam elefantes em cativeiro como animais de carga. Lamentavelmente, em muitos casos, os elefantes em cativeiro enfrentam problemas de criação e cuidados, doenças e exploração. [26]

Foram utilizados para os seguintes fins:

- **Carga**: A sua capacidade de trabalhar sob instrução torna-os particularmente úteis para transportar objectos pesados.[47] Os elefantes são capazes de transportar cargas até 500 kg (1.100 lb.) de peso. Esta grande força tem permitido aos humanos transportar cargas pesadas em terrenos montanhosos inacessíveis a veículos motorizados.[48]

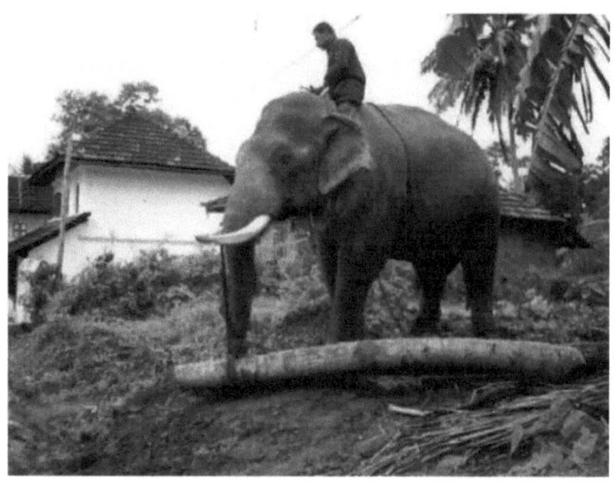

- **Indústria madeireira:** Historicamente, o abate de árvores era uma das utilizações económicas mais importantes dos elefantes em cativeiro na Ásia. Hoje em dia, devido à proibição de abate de árvores em vários países asiáticos, a utilização de elefantes para este tipo de trabalho diminuiu consideravelmente.[49] Antes do transporte mecanizado, os elefantes transportavam enormes cargas de árvores, pesando mais de quatro toneladas (cerca de 9.000 lb.), para rios próximos; onde a carga era depois transportada para os respectivos portos marítimos.[48] Assim, os elefantes eram utilizados pela indústria madeireira, destruindo o seu próprio habitat no processo. [24]

- **Na indústria do turismo -** A indústria do turismo tem utilizado os elefantes para melhorar a experiência geral dos visitantes. Os turistas sentam-se num assento elevado na parte de trás de um elefante para conhecerem a vida selvagem nas profundezas das selvas e savanas.[48] As crias jovens são capturadas e utilizadas principalmente em parques de diversões e são treinadas para realizar várias acrobacias para os turistas.[50]

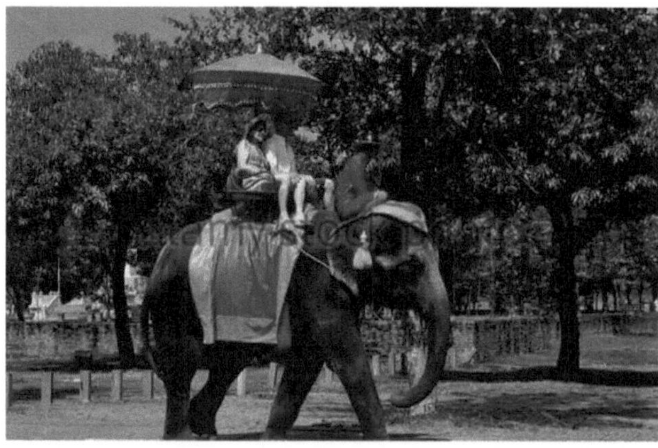

- **Elefantes a mendigar na rua:** Cada vez mais elefantes podem ser encontrados com os seus mahouts indigentes a pedir dinheiro nas ruas de grandes cidades asiáticas como

Banguecoque. Estes elefantes sofrem de infecções respiratórias, danificam propriedades e são atropelados por carros. [24]

- **Cultivar a terra para a agricultura:** Os proprietários de campos têm utilizado os elefantes para ajudar nas tarefas agrícolas extenuantes, como arar e puxar carrinhos de água. [48]

- **Na cultura:** O elefante desempenha um papel importante na cultura do subcontinente e não só, sendo protagonista das fábulas Panchatantra e dos contos budistas Jataka. O elefante desempenha um papel importante no hinduísmo: a cabeça do deus Ganesha é a de um elefante e as "bênçãos" de um elefante num templo são muito valorizadas. Os elefantes são frequentemente utilizados em procissões em que os animais são adornados com trajes festivos. O elefante é representado em vários manuscritos e tratados indianos. Entre estes, destaca-se o Matanga Lila (desporto do elefante) de Nilakantha [51] . O manuscrito Hastividyarnava é de Assam, no nordeste da Índia. No zodíaco animal e planetário birmanês, tailandês e cingalês, o elefante, com ou sem presas, é o quarto e quinto zodíaco animal dos birmaneses, o quarto zodíaco animal dos tailandeses e o segundo zodíaco animal dos cingaleses do Sri Lanka. [31]

- Para além da sua utilização no trabalho, foram utilizados na guerra, em cerimónias e também em carruagens. [49]

Utilização e comércio de elefantes mortos

- Tarefa e ossos de elefante utilizados para fins ornamentais
- Carne de elefante para consumo
- Pele de elefante para produtos de couro

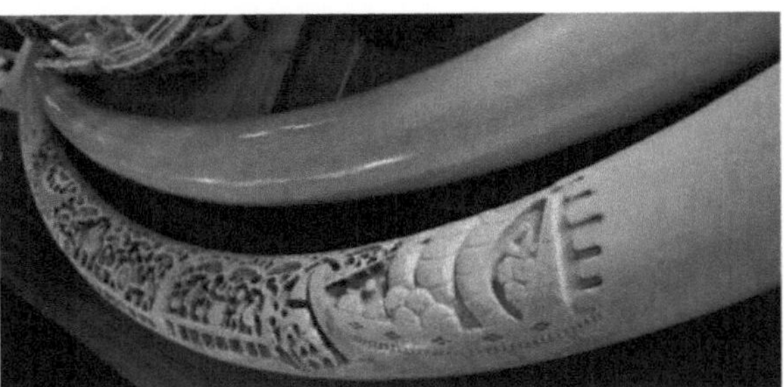

Tarefa do elefante

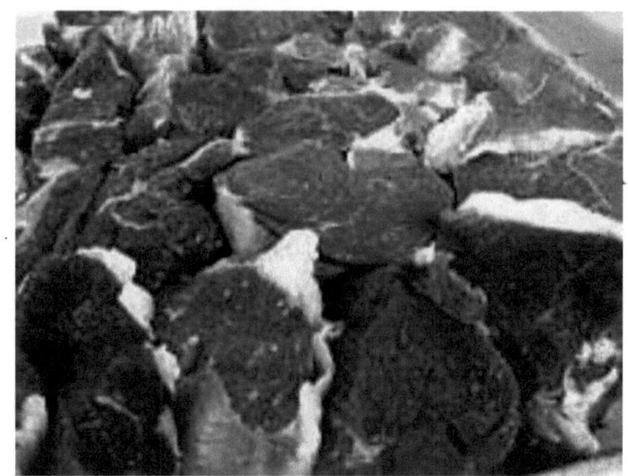

Carne de elefante

Capítulo 2: Situação e distribuição do elefante asiático no Bangladesh

Há cerca de 100 anos, havia elefantes em abundância na maior parte das florestas do Bangladesh [52], mas atualmente o número de elefantes asiáticos está a diminuir a um ritmo elevado. De acordo com o inquérito de 2016, existem 196 a 227 elefantes em estado selvagem.[44] O maior número destes elefantes encontra-se na região de Chittagong Hill Tracts (CHT), localizada na parte sudeste do Bangladesh - uma extensa região montanhosa que faz fronteira a norte e a leste com os estados de Tripura e Mizoram da Índia, respetivamente, a sul com o estado de Arakan de Myanmar e a oeste com o distrito de Chittagong[53]. [53] Os elefantes transfronteiriços ocorrem geralmente na região nordeste (Mymansing e Sylhet) e sudeste (Chittagong e Coxs-bazar) do Bangladesh, com áreas de distribuição que se sobrepõem aos vizinhos Índia e Myanmar. No nordeste, os elefantes dos distritos de Kurigram, Sherpur, Netrokona e Maulvi Bazar têm áreas transfronteiriças que se sobrepõem aos estados indianos de Meghalaya e Assam.[53][54] No sudeste, algumas manadas nos Chittagong Hill Tracts deslocam-se de e para o estado indiano de Mizoram e algumas na área de Teknaf em Cox's Bazar deslocam-se de e para Arakan de Myanmar. A presença de elefantes não residentes no Bangladesh coincide com as épocas de colheita de arroz, isto é, fevereiro-maio e setembro-dezembro. [52]

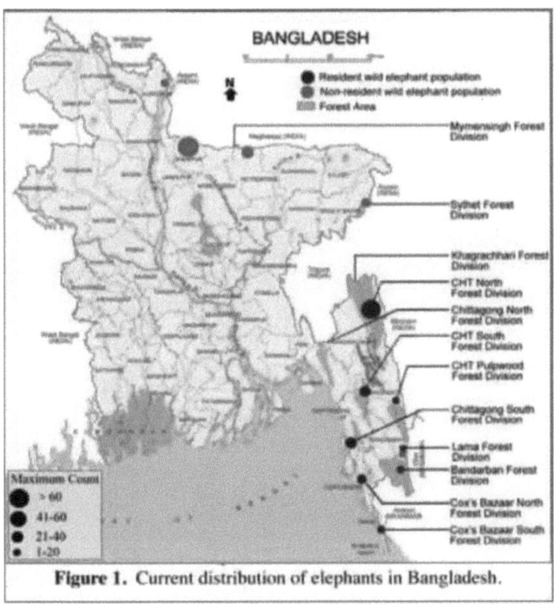

Figure 1. Current distribution of elephants in Bangladesh.

As estimativas da população de elefantes no Bangladesh variaram de autor para autor e os elefantes foram classificados como residentes, não residentes e em cativeiro nos respectivos estudos [52]

Quadro 3: Registos diferentes de elefantes asiáticos no Bangladesh em anos diferentes:

Years	Resident	migratory	Captive	Total	References
1978				150	Ranjitsingh,1978
1978				250	Olivier,1978
1980				380	
1982				384	Gittins & Akanda, 1982
1983			50		Jacksion,1983
1985		60		200	Khan,1985
1990	195-234	80-100			Islam *et al.* 2011
1996	151-170	42-54			Chakraborty,1996
2000	195-239			239	Kemf & Santiapillai,2000
2001	174-201				IUCN Bangladesh,2004
2003	196-227	83-100			IUCN Bangladesh 2004
2004	151-344				Reeroz et al, 2004
2004	196-227	83-100	94	278-327	IUCN Bangladesh, 2004
2005				196-227	
2016	197-227		94		IUCN Bangladesh,2016

Além disso, há também um número registado de elefantes residentes, não residentes e em cativeiro em diferentes divisões florestais, com base em entrevistas, avistamentos, avaliação rural participativa e questionário.

Tabela 4: População de elefantes (de acordo com a distribuição divisional da floresta) no Bangladesh (2013-2016).

Forest Division	Mean Number of Elephants	Lower Limit	Upper Limit
Chittagong South Forest Division	65	50	78
Cox's Bazar North Forest Division	54	46	67
Cox's Bazar South Forest Division	63	46	78
Lama Forest Division	30	23	39
Bandarban Forest Division	11	09	14
Chittagong Hill Tracts South Forest Division	28	22	33
Chittagong Hill Tracts North Forest Division	17	13	21

Tabela 5: Total de elefantes não residentes/migratórios nas diferentes divisões (de acordo com a existência de estrume).

Forest Division	Mean Number of Elephants	Lower Limit	Upper Limit
Mymensingh Forest Division	51	44	58
Sylhet Forest Division (Moulvibazar)	7	6	9
Sylhet Forest Division (Sunamganj)	5	4	5
Bandarban Forest Division (Sangu)	17	15	20
Chittagong Hill Tracts North Forest Division (Kassalong)	13	10	15
Total for Bangladesh	93	79	107

Quadro 6: Elefantes em cativeiro no Bangladesh

Organization/ Owner	Elephant Number	Male	Female
Private owner	82	37	45
Safari park	11	4	7
Zoo	3	1	2
Total for Bangladesh	96	42	54

Referências: [64]

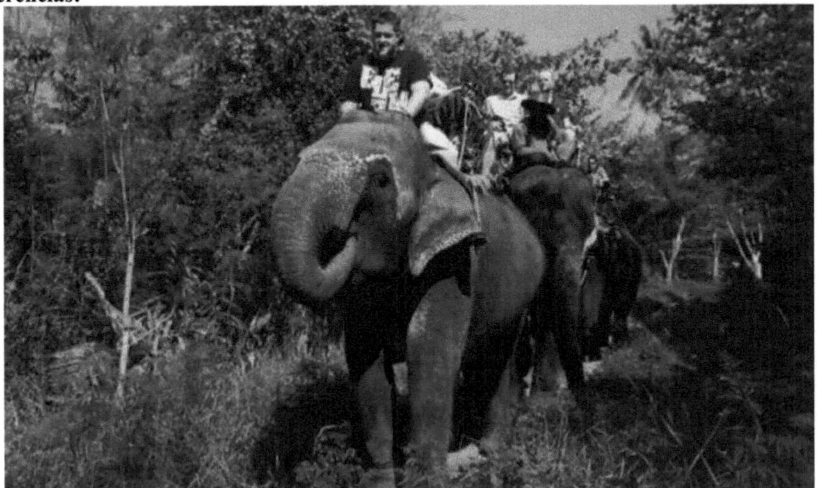

Elefantes em cativeiro no Bangladesh

Capítulo 3: Principais ameaças aos elefantes asiáticos

Os elefantes asiáticos enfrentam muitas ameaças na natureza, principalmente a degradação, a fragmentação, a perda de habitat e a caça furtiva. [43] Todos os países da área de distribuição dos elefantes asiáticos registam atualmente um rápido crescimento da população humana. Este crescimento da população acelera a destruição da floresta, o principal habitat dos elefantes asiáticos, através do abate intensivo de árvores, do desbravamento de terras florestais para a agricultura, do pastoreio de gado e do desenvolvimento de infra-estruturas para assentamentos humanos. À medida que o habitat natural dos elefantes asiáticos diminui, os elefantes famintos são obrigados a procurar alimentos fora da floresta. Muitas vezes, essas fontes de alimento são as culturas de subsistência dos aldeões locais, como as plantações de banana, arroz e mandioca, que são danificadas pelos elefantes e podem resultar em retaliação por parte de aldeões zangados. Para além disso, as mortes humanas resultam regularmente do choque entre humanos e elefantes. Para além da perda de habitat e dos conflitos entre humanos e elefantes, os elefantes asiáticos são também regularmente vítimas de caça furtiva para obtenção de presas de marfim e outras partes do corpo [65] . Sendo o maior mamífero terrestre, os elefantes não têm predadores naturais, mas estão altamente ameaçados pela invasão humana e pela caça furtiva. [42]

No Bangladesh, as ameaças são quase semelhantes às dos outros países da área de distribuição. A distribuição passada e presente dos elefantes no Bangladesh corresponde diretamente à extensão das áreas florestais, incluindo os tipos de florestas decíduas húmidas, mistas ou semi-verdes. A capacidade de sobreviver em ecossistemas marginais permite que os elefantes habitem áreas que foram degradadas em resultado da colonização humana no Bangladesh. [53] Devido à fragmentação do habitat, a área de distribuição dos elefantes no Bangladesh ficou confinada a pequenas manchas ocupadas por uma única ou poucas manadas pequenas. Alguns corredores foram totalmente abandonados devido à degradação do coberto florestal, à extensão dos aglomerados humanos, à intensificação das práticas agrícolas, à prática insustentável de queimadas, à construção não planeada de estradas, ao estabelecimento de florestas de monocultura, etc. [66]

O conflito entre humanos e elefantes é outra grande ameaça para os elefantes asiáticos no Bangladesh. Neste caso, os elefantes entram em conflito com os humanos devido à falta de espaço, uma vez que competem pelo mesmo habitat. Este facto cria sentimentos antagónicos em relação à conservação dos elefantes entre as pessoas que vivem nas proximidades das áreas de distribuição dos elefantes. Quando os elefantes invadem as culturas e as povoações, os seres humanos defendem as suas propriedades afastando-os com fogo, tiros de armas brancas e bombas rudimentares. Como resultado desta violência, tanto os elefantes como as pessoas são mortos e feridos. Devido a conflitos persistentes, por vezes ao longo de gerações, em muitas áreas os elefantes tornaram-se uma ameaça para as pessoas que vivem dentro ou perto da sua área de habitat. [62]

A fraqueza institucional também desempenha um papel importante na ameaça à conservação dos elefantes no Bangladesh.

Por conseguinte, as ameaças ao elefante asiático podem ser esquematizadas da seguinte forma

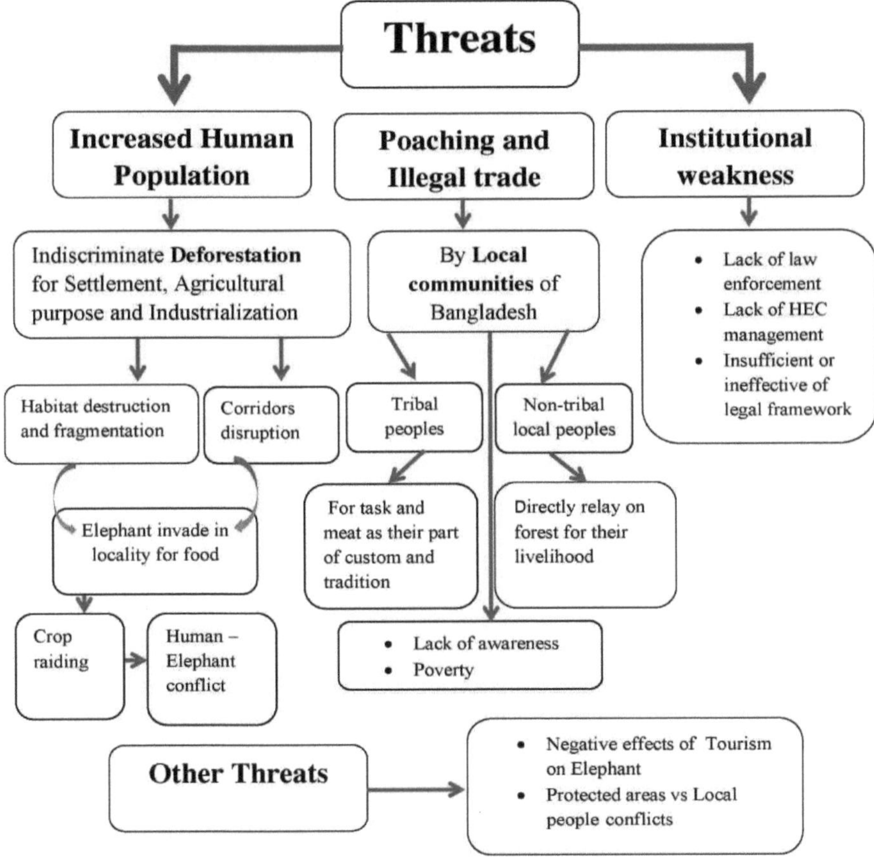

Figura: Diagrama esquemático das ameaças ao elefante asiático

1. Aumento da população humana

No Bangladesh, a população está a crescer rapidamente em comparação com outros países e a densidade populacional é de cerca de 1266 pessoas por Km^2 (3.279 pessoas por mi^2). [67] Esta enorme população induz e obriga à desflorestação para satisfazer as suas necessidades básicas (habitat, alimentos, tecidos, etc.). Parece ser uma equação simples que o aumento da população necessita de mais habitat para viver e mais alimentos para comer, mas esta equação tem efeitos tremendos na vida selvagem e no ambiente.

À medida que a população humana continua a crescer a um ritmo alarmante, os animais selvagens são forçados a sobreviver em áreas cada vez mais pequenas em comparação com a sua antiga área de distribuição. As florestas estão a ser cortadas, as áreas selvagens estão a ser convertidas em povoações humanas e terras de cultivo para garantir maiores benefícios apenas para os seres humanos em termos de alimentos e espaço. [66] Esta taxa alarmante de aumento da população acelera a taxa de desflorestação, o que provoca ainda mais a destruição e fragmentação do habitat e dos corredores, resultando na invasão de elefantes na localidade, na invasão de culturas, em conflitos entre humanos e elefantes e, em última análise, na perda de vidas humanas e de elefantes.

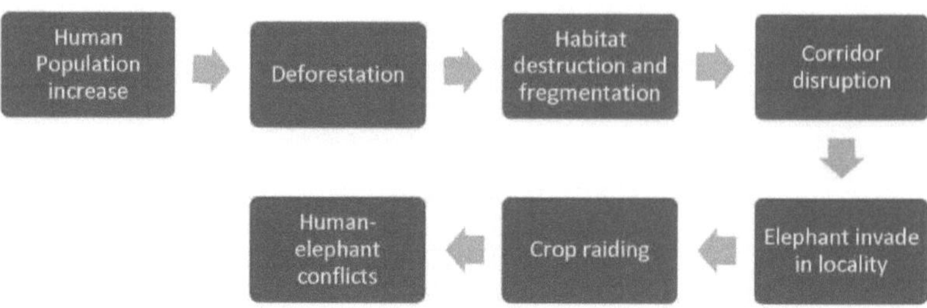

Figura: Diagrama de fluxo para mostrar os efeitos/resultados do aumento da população humana

Desflorestação

A destruição das florestas através do abate de árvores, da invasão, das queimadas, da agricultura itinerante e das plantações de árvores da cultura do milho são as principais ameaças à sobrevivência dos elefantes. [4]

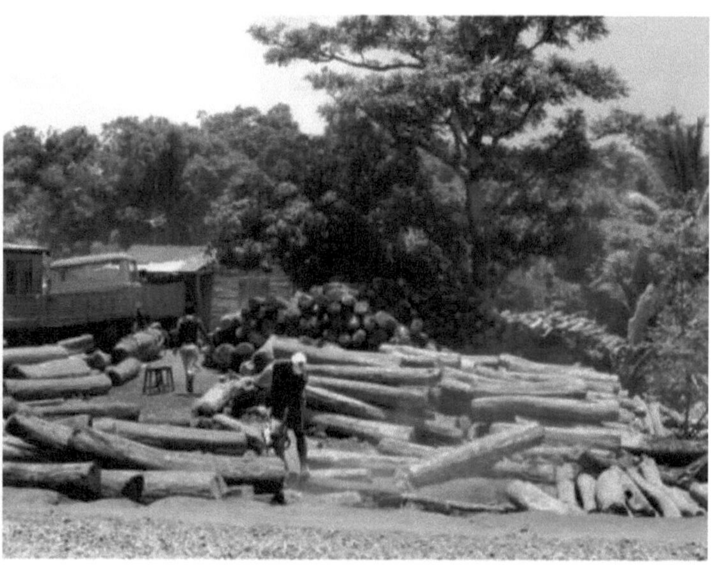

Destruição e fragmentação do habitat

A perda e fragmentação do habitat continua a ser a principal razão para o declínio e a maior ameaça para os elefantes asiáticos. Em todas as regiões tropicais, os seres humanos desbravaram grandes áreas de floresta e povoaram rapidamente os vales dos rios e as planícies. Os elefantes foram empurrados para paisagens montanhosas e remanescentes de floresta menos adequados, mas mesmo estes habitats menos acessíveis estão a ser atacados por caçadores furtivos, madeireiros e promotores imobiliários. O habitat, outrora contínuo, tem vindo a ser cada vez mais fragmentado por barragens, plantações de chá e café, estradas e linhas de caminho de ferro. Estas construções obstruem as migrações sazonais dos clãs de elefantes. A fragmentação do habitat também divide as populações de elefantes em grupos pequenos e isolados, que correm o risco de consanguinidade. Alguns biólogos acreditam que já não existem populações selvagens de elefantes asiáticos suficientemente grandes para evitar a deterioração genética a longo prazo. [24]

Perturbação das rotas ou corredores migratórios

Os elefantes asiáticos são espécies migratórias. Podem deslocar-se por distâncias consideráveis mesmo num curto espaço de tempo. Na natureza, as manadas de elefantes seguem rotas de migração sazonais bem definidas. A sobrevivência desta espécie depende em grande medida dos corredores e das rotas, porque permitem que os elefantes migrem em segurança, acedam a fontes de alimento e estabeleçam ligações genéticas cruciais entre manadas. A fêmea mais velha guia o grupo para seguir as rotas de migração tradicionais. [26]

Por definição, as rotas são normalmente caminhos usados pelos elefantes para migrarem em busca de comida e habitat, enquanto os corredores são faixas de terra que ligam dois ou mais desses habitats. As observações no terreno revelaram que a maioria das rotas e corredores dos elefantes foram obstruídos ou destruídos devido a actividades de desenvolvimento tais como assentamentos humanos, edifícios e indústrias, conversão da cobertura florestal em campos de cultivo, construção de estradas e caminhos-de-ferro, vedações ao longo da fronteira internacional, exploração madeireira e mineira. Na maioria dos casos, observou-se que os habitats, especialmente as áreas de floresta natural, foram destruídos apenas para favorecer os benefícios das pessoas, colocando em perigo o maior mamífero terrestre. Felizmente ou infelizmente, os elefantes apreciam as rotas e os corredores dos seus antepassados desde tempos imemoriais. Sem a capacidade de se deslocarem entre áreas fragmentadas de habitat, as populações de elefantes asiáticos sofrerão as consequências do isolamento genético e da consanguinidade. [26][66]

Industrialização

Industrialização significa o desenvolvimento de indústrias em larga escala num país ou região. Normalmente, as indústrias necessitam de uma grande área de terra, pelo que sem a desflorestação em grande escala as indústrias não poderiam ser desenvolvidas. Não há dúvida de que as indústrias criam oportunidades de emprego e são muito importantes para a nossa economia, mas a rápida industrialização provoca uma desflorestação maciça que é considerada a principal ameaça para a população de elefantes. [th]A pior fase da desflorestação ocorreu em meados do século XX, quando os países desenvolvidos adoptaram a industrialização.

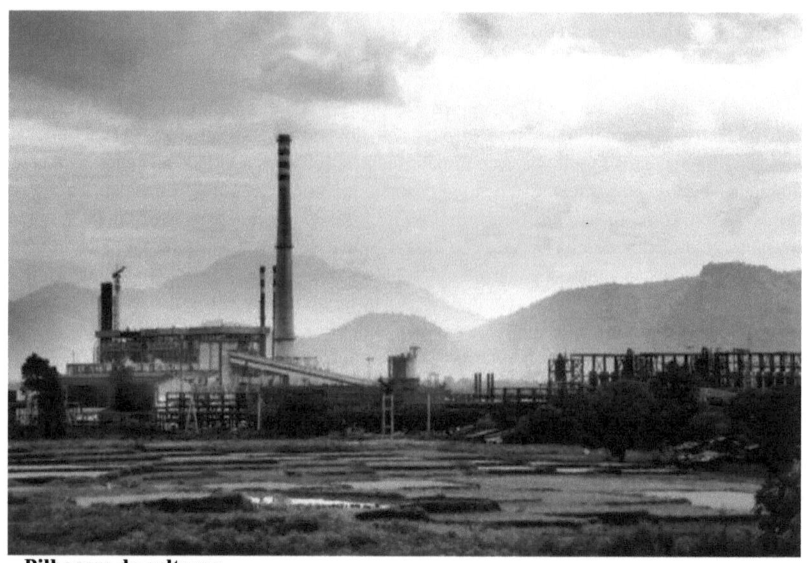

Pilhagem de culturas

As florestas estão a diminuir todos os dias, tornando a conservação dos elefantes asiáticos cada vez mais difícil, uma vez que os elefantes estão agora em contacto mais próximo com os seres humanos. O conflito entre humanos e elefantes é uma questão muito séria e complexa no Bangladesh, tal como noutros países da área de distribuição. Quando não existem áreas consideráveis de elefantes e o antigo habitat dos elefantes é convertido em campos de cultivo altamente palatáveis, os elefantes são atraídos para plantações comerciais e campos privados de arroz, mandioca, bananas, óleo de palma, borracha, chá e café. Frequentemente, esta fonte alternativa de alimento para os elefantes é a principal fonte de rendimento dos aldeões locais, que trabalharam arduamente para plantar e manter as culturas. Os ataques noturnos de elefantes esfomeados, juntamente com as tentativas frenéticas dos agricultores para afugentar os animais, resultam frequentemente em tragédia. Em muitos casos, os aldeões envenenaram ou electrocutaram os elefantes devido aos contínuos ataques às culturas. Os elefantes são mamíferos grandes e poderosos. As vedações e outros meios de dissuasão nem sempre são eficazes para manter os elefantes afastados. Normalmente, os elefantes ou empurram a vedação para baixo ou os aldeões não fazem uma boa manutenção da vedação. Em muitos casos, os aldeões envenenaram ou electrocutaram os elefantes devido à contínua invasão das culturas. Os elefantes são mamíferos grandes e poderosos. As vedações e outras medidas de dissuasão nem sempre são eficazes para manter os elefantes afastados. Normalmente, os elefantes ou empurram a vedação para baixo ou os aldeões não fazem uma boa manutenção da vedação. Tem havido sucessos na mitigação do conflito entre humanos e elefantes, mas este continua a ser um problema difícil. O conflito entre humanos e elefantes é uma questão séria que tem de ser resolvida se os elefantes asiáticos quiserem sobreviver na natureza. [26]

Uma das principais causas de conflito nas áreas de estudo é o dano às culturas agrícolas. Várias razões foram apresentadas para explicar a invasão das culturas pelos elefantes. Os elefantes atacam ocasionalmente as culturas em Cox's Bazar, Chittagong, CHT Norte e Divisão Florestal Sul (Khan, 1980; Islam et al., 1999; Aziz et al., 2005). Grande parte dos danos causados às culturas é provocada por animais que se deslocam de outras zonas. Khan (2004) afirmou que para o ano de 2002, os danos às culturas causados pelos elefantes foram 51%, os danos à propriedade 21% e os danos ao bambu foram 11% da perda financeira total devido ao ataque de elefantes no Bangladesh.

Verificou-se que a severidade dos ataques estava diretamente ligada ao calendário das culturas, especialmente com a época da colheita do arroz; foram reportados ataques frequentes entre M arco-abril e agosto-dezembro que corresponde à época de amadurecimento do arroz. [66]

Conflitos entre humanos e elefantes

A história do conflito entre humanos e elefantes remonta aos primórdios da civilização, principalmente por causa da posse de território. Até às últimas décadas, a coexistência entre humanos e elefantes era relativamente pacífica. No entanto, esta coexistência está atualmente a ser ameaçada pelo conflito entre humanos e elefantes (HEC) - um problema que surgiu na Ásia devido à diminuição do habitat florestal e ao aumento das populações humanas. À medida que os elefantes asiáticos perdem o seu habitat, começam a vaguear para fora da floresta e para as comunidades e aldeias que fazem fronteira com a floresta. Sem alimentos palatáveis na floresta, os elefantes começaram a assaltar as colheitas muito atractivas dos aldeões, que são frequentemente a única fonte de rendimento das comunidades. Os seres humanos retaliam frequentemente contra os elefantes, disparando ou envenenando-os, e sabe-se que os elefantes se tornam agressivos para com os seres humanos. Tanto os elefantes como os humanos foram mortos como resultado direto do conflito entre humanos e elefantes.

Nalguns países, o governo paga uma indemnização pelos danos causados às culturas ou pelas mortes causadas pelos elefantes, mas continua a haver uma forte pressão política sobre as autoridades responsáveis pela fauna bravia para eliminar os elefantes perto das regiões povoadas. [76]

Em última análise, o conflito entre humanos e elefantes é categorizado em: [77]

- Entre as **causas últimas contam-se o** aumento da população humana, os projectos de desenvolvimento em grande escala e a má governação de cima para baixo;
- **As causas imediatas** incluem a perda de habitat devido à desflorestação, a perturbação das rotas migratórias dos elefantes, a expansão da agricultura e a invasão ilegal das áreas protegidas.

Da mesma forma, no Bangladesh, os elefantes entram em conflito com os humanos devido ao espaço inadequado, uma vez que competem pelo mesmo habitat. Este facto cria sentimentos antagónicos em relação à conservação dos elefantes entre as pessoas que vivem nas proximidades das áreas de distribuição dos elefantes. Quando os elefantes invadem as culturas e as povoações, os seres humanos defendem as suas propriedades afastando-os com fogo, tiros de armas brancas e bombas rudimentares. Como resultado desta violência, tanto os elefantes como as pessoas são mortos e feridos. Devido a conflitos persistentes, por vezes ao longo de gerações, em muitas áreas os elefantes tornaram-se uma ameaça para as pessoas que vivem dentro ou perto da sua área de habitat. [83]

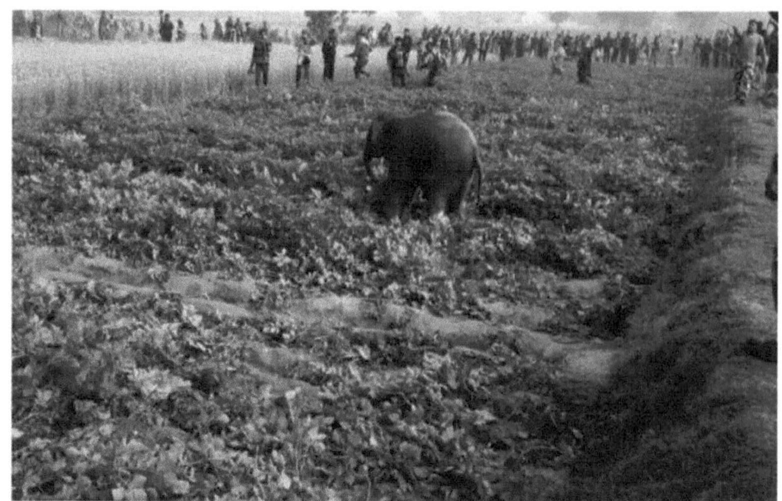

Os conflitos entre humanos e elefantes tornaram-se uma questão importante para os conservacionistas durante os últimos 30 anos. As principais ameaças aos elefantes selvagens são os assentamentos humanos, a falta de cobertura vegetal e de fontes de alimentação.[75] No relatório técnico-3 da IUCN Bangladesh, Khan (2004) afirmou que, como resultado de HEC de 1997-2002, Mymensingh. A Divisão Florestal de Mymensingh e as suas zonas adjacentes sofreram e registaram as perdas financeiras mais elevadas (BDT 64,95, 100), seguidas da Divisão Florestal do Norte de CHT (BDT 55,99,800). A perda financeira total mais baixa foi registada na Divisão Florestal de Sylhet (BDT 3, 14 400). (IUCN 2011)

Year/ Time of Human-Elephant Conflicts	No of Elephants Killed	No of people killed	Loss due to conflicts	References
1997	2	21		Islam et al 1999
2000		17		
2001	3			Newspaper
2004				IUCN
2009	7			
2010		33		
2014	7			
1997-2002	22	162	BDT 29 million	IUCN BD 2004
2001-2002	14			
Since 2003	62	226		Forest Department
2003-2011	37			Islam 2011
2006-2011	7	47		Newspaper
2008-2010		73		BFD, Islam 2011

2. Caça furtiva e comércio ilegal:

A caça furtiva - o abate ilegal de elefantes para obtenção de marfim, carne, pele, dentes, patas e ossos - constitui uma séria ameaça à sobrevivência dos elefantes asiáticos. Mesmo quando existe um habitat adequado, a caça furtiva continua a ser uma ameaça para os elefantes em muitas zonas. Em 1989, a Convenção sobre o Comércio Internacional das Espécies da Fauna e da Flora Selvagens Ameaçadas de Extinção (CITES) proibiu o comércio internacional de marfim. No entanto, ainda existem alguns mercados domésticos de marfim prósperos, mas não regulamentados, em vários países, que alimentam o comércio internacional ilegal. Embora a maior parte deste marfim provenha da caça furtiva de elefantes africanos, os elefantes asiáticos também são caçados ilegalmente pelo seu marfim, bem como pela sua pele e carne. Entre os elefantes asiáticos, apenas os machos têm presas grandes. O marfim de elefante asiático é muito desejado para estatuetas e outros objectos de artesanato e séculos de caça aos elefantes machos deixaram algumas populações de elefantes gravemente desequilibradas, com 50 fêmeas por cada "tusker". A remoção selectiva de presas pelo seu marfim pode levar a um aumento da proporção de machos sem presas na população. Em alguns países, a agitação política está a perturbar as actividades de combate à caça furtiva. Para além disso, os elefantes são também retirados da natureza para o comércio de elefantes vivos - principalmente para a Tailândia, para a indústria do turismo.

A vida selvagem é vital para a vida de uma grande parte da população mundial, frequentemente a mais pobre. Alguns agregados familiares rurais dependem dos animais selvagens locais para a sua proteína de carne e das árvores locais para combustível, e tanto os animais selvagens como as plantas fornecem componentes de medicamentos tradicionais utilizados pela maioria das pessoas no mundo. Enquanto muitas pessoas nos países desenvolvidos estão protegidas de quaisquer efeitos causados por uma redução do fornecimento de um determinado artigo doméstico, muitas pessoas no mundo em desenvolvimento dependem inteiramente da disponibilidade contínua dos recursos locais de vida selvagem.

Falta de sensibilização das comunidades locais:
A falta de sensibilização do público é outra razão que impede a conservação dos elefantes no Bangladesh. A falta de sensibilização foi identificada como um dos desafios mais importantes para a conservação dos recursos naturais no Bangladesh (Chowdhury et al. 2011), que também afecta a conservação dos elefantes. Um inquérito às pessoas no Santuário de Vida Selvagem de Chunati encontrou 49% dispostos a conservar os elefantes, 16% indecisos e 35% contra a sua conservação (Islam 2006). Num inquérito a 388 pessoas em quatro áreas protegidas (Reserva de Caça de Teknaf, Santuário de Vida Selvagem de Chunati e duas Florestas de Reserva no sudeste e nordeste) quase dois terços afirmaram que uma área protegida com conservação de elefantes selvagens não daria qualquer valor às pessoas, enquanto que o restante um terço concordou com o valor recreativo e a importância da conservação de elefantes para a biodiversidade e ecologia.A distância a que as pessoas viviam de um parque (mais perto, mais negativo) e o estatuto financeiro (mais pobre, mais negativo), foram considerados os principais factores de previsão das atitudes dos aldeões florestais em relação à conservação dos elefantes

Dependência das populações locais não tribais em relação à floresta

As comunidades locais que vivem perto das florestas e das áreas protegidas dependem frequentemente de produtos provenientes dessas áreas. As áreas protegidas são frequentemente os últimos locais onde os recursos de que as comunidades locais dependeram durante gerações ainda estão disponíveis. As áreas protegidas são também uma fonte de alimento e água para muitas pessoas. Uma outra utilização das áreas protegidas é o facto de as pessoas permitirem que o seu gado doméstico pasta nessas áreas, o que pode limitar seriamente a disponibilidade de alimentos para a vida selvagem, como os elefantes asiáticos. Esta prática também aumenta o risco de transmissão de doenças do gado para os elefantes. Uma vez que muitas comunidades locais dependem da floresta para obter produtos naturais, as comunidades podem necessitar de incentivos mais tangíveis para conservar a biodiversidade e limitar a utilização destes recursos. [66] Esta colheita de recursos naturais pode ser legal ou ilegal.

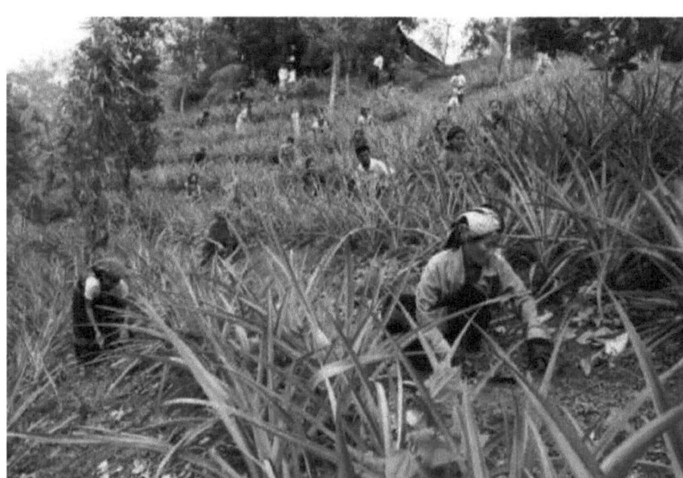

Tradição e costumes dos povos tribais

No Bangladesh, muçulmanos, hindus, budistas, cristãos e grupos tribais vivem pacificamente em diferentes regiões do país. Os povos tribais são diferentes e um pouco isolados dos outros e a maior parte deles reside mais perto da floresta ou das zonas montanhosas. O relatório do recenseamento primário de 2011 indica que o número de grupos étnicos da população do Bangladesh é de 27. Estas regiões incluem os Chittagong Hill Tracts, a divisão de Sylhet, a divisão de Rajshahi e o distrito de

Mymensingh. Os principais grupos tribais são: - Os Chakmas, Marmas, Tripuri, Tanchangya, Os Mros (Mrus ou Moorangs), Santals, povo Khasi, Jaintia etc.

Têm uma religião, costumes e tradições diferentes dos outros. Normalmente, utilizam os terrenos inclinados das colinas para colher e utilizar materiais florestais para satisfazer as suas necessidades. A matança de elefantes para obtenção de carne e marfim é um cenário comum em África; no entanto, no Bangladesh, está a ocorrer atrás dos nossos olhos, o que pode constituir uma grande ameaça para a conservação dos elefantes. Recentemente, um grupo de pessoas tribais foi encontrado envolvido no abate de elefantes para consumo de carne.

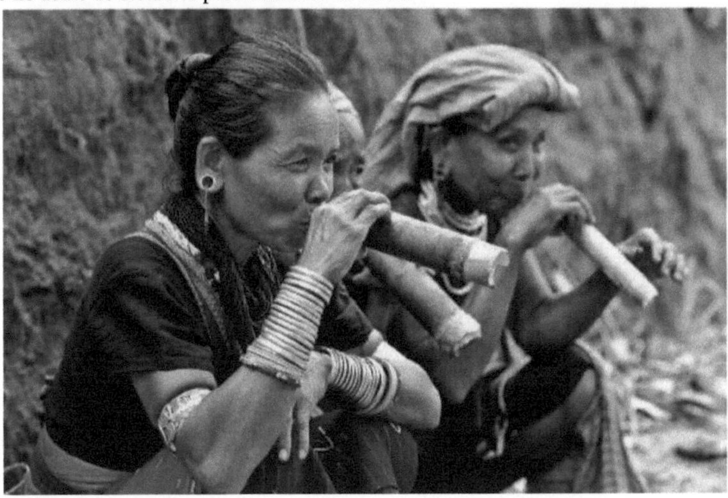

Outros são envolvidos no comércio ilegal e na caça furtiva:

- ■ Guardas florestais de segurança
- ■ Oficiais florestais corrompidos,
- ■ Político local com poder
- ■ Jovens desempregados

3. Fragilidade institucional:

Não existem institutos separados que possam executar corretamente a lei para a conservação do elefante no Bangladesh. As pessoas não estão conscientes da causa do conflito entre humanos e animais devido à falta de um quadro jurídico de uma instituição autorizada.

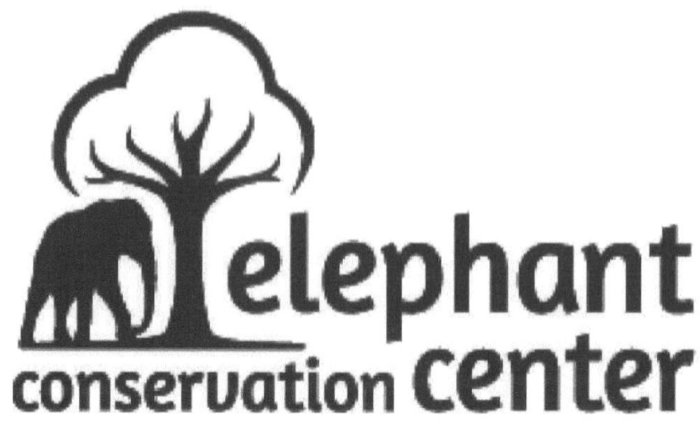

4. Outras ameaças

Utilização do elefante no sector do turismo:

Muitos elefantes jovens são retirados da natureza para abastecer as indústrias do turismo e do entretenimento. Durante este processo, as mães e outras fêmeas que tentam proteger as crias são mortas. Muitas crias capturadas para esse efeito são desmamadas prematuramente, isoladas socialmente ou tratadas de forma cruel e morrem antes de atingirem os cinco anos de idade.[24]

Os bezerros são frequentemente sujeitos a um processo de "amansamento", que pode envolver serem amarrados, confinados, passarem fome, serem espancados e torturados; como resultado, dois terços podem morrer. [78] Os tratadores utilizam uma técnica conhecida como "esmagamento de treino", na qual utilizam a privação de sono, a fome e a sede para "quebrar" o espírito dos elefantes e torná-los submissos aos seus donos. Além disso, os tratadores cravam pregos nas orelhas e nas patas dos elefantes[79] Infelizmente, um número crescente de elefantes está também a ser utilizado em formas de turismo menos benignas. Apresentando-se em espectáculos ou servindo como atracções especiais em hotéis e centros turísticos, sofrem frequentemente de falta de contacto social com 80 companheiros elefantes ou arriscar-se a ferir-se fazendo truques perigosos e não naturais.

Conflitos entre áreas protegidas e populações locais

Em muitos países em desenvolvimento, em que o crescimento da população humana é alarmantemente elevado e a procura de lenha e forragem está a aumentar, é provável que os conflitos sobre a utilização desses recursos aumentem.A maior parte das zonas protegidas do sul da Ásia e da região trans-himalaiana (Bangladesh, Butão, Índia, Nepal, nordeste do Paquistão e sul do Tibete) suporta várias formas de utilização da terra, como a agricultura, o pastoreio de gado e a recolha de produtos florestais menores. Contudo, a criação de zonas protegidas altera geralmente os direitos de utilização das terras. A restrição do acesso aos recursos naturais e a limitação da sua utilização através da legislação, da aplicação da lei e da privatização da terra suscitaram percepções negativas das áreas protegidas nas comunidades locais, pelo que os conflitos sobre a utilização de recursos naturais tão importantes estão frequentemente no centro da criação e manutenção de áreas protegidas.

Além disso, a gestão tradicional das florestas e as políticas proteccionistas rigorosas (ou seja, políticas de multas e vedações) são vagas para as populações locais. Por conseguinte, as zonas protegidas, tal como qualquer intervenção de desenvolvimento, são também fundamentais para influenciar os conflitos sociais entre diferentes grupos humanos, por exemplo, entre ricos e pobres, castas, grupos étnicos e entre as pessoas e a vida selvagem, que vivem nas proximidades das zonas protegidas. [81]

Capítulo 4: Lei atual e acções para a conservação dos elefantes

Todos os elefantes selvagens estão protegidos pela Lei de Conservação da Vida Selvagem do Bangladesh (Alteração) de 1974 e não podem ser caçados, mortos ou capturados. A lei prevê a possibilidade de o chefe dos guardas da vida selvagem declarar um elefante como "elefante desonesto" e emitir uma autorização especial para o destruir. De acordo com a Lei (Projeto) de Conservação da Vida Selvagem de 2011, a pena por matar um elefante é de prisão de 2 a 7 anos ou Tk 100 000 a 1 000 000 (1 420 a 14 200 USD) ou ambas, e, em caso de reincidência, prisão e uma multa de 1 200 000 (17 140 USD) ou ambas.[36] A lei foi apresentada ao Parlamento e enviada para análise à Comissão Parlamentar Permanente responsável pelo MoEF. [43]

Cerca de 2% da área total do país foi protegida através de iniciativas governamentais. A Reserva de Caça de Teknaf e o Santuário de Vida Selvagem de Chunati, no sudeste do país, foram criados especificamente para proteger os elefantes. Contudo, os conflitos entre humanos e elefantes (HEC) continuam a ocorrer dentro e à volta das áreas protegidas. A gestão das áreas protegidas é inadequada devido à falta de fundos e de capacidade. A UICN-Bangladesh tem trabalhado na conservação dos elefantes desde 2001, estabelecendo linhas de base, conduzindo intervenções-piloto, mapeando a distribuição dos elefantes, as áreas de HEC, os corredores e caminhos dos elefantes e melhorando a compreensão das questões de HEC ao nível da comunidade e dos decisores.

A WTB, em colaboração com a ZOO, trabalhou na resolução de conflitos entre humanos e elefantes, conduzindo programas de investigação e sensibilização de 2008 a 2009 em Sherpur, Netrokona e Chittagong, e proporcionou workshops de formação e sensibilização sobre a coexistência entre humanos e elefantes (HECx) e traduziu o manual HECx para a língua local (Bangla). Em maio de 2004, a WTB, juntamente com o Departamento Florestal do Bangladesh, ajudou os silvicultores indianos a translocar com êxito três elefantes do distrito de Gopalganj, no Bangladesh, para a Índia. Estes elefantes vieram de Jharkhand, na Índia.

Em 2010, o Governo do Bangladesh aprovou um esquema de compensação para perdas causadas por elefantes com 1400 dólares americanos para perda de vida, 700 dólares americanos para danos físicos e 350 dólares americanos para perda de gado, propriedade, plantas, árvores, colheitas, etc. [43] No entanto, ainda ninguém recebeu este dinheiro devido a formalidades oficiais. [17]

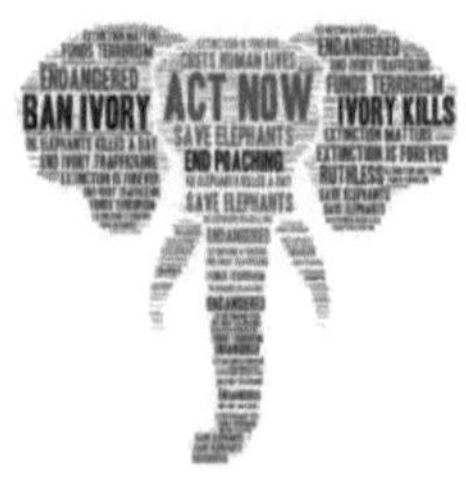

Capítulo 5: Soluções Prováveis para a Conservação dos Elefantes

1. Recuperação de habitats

A perda de habitat é a maior ameaça que as populações de elefantes asiáticos enfrentam. A perda contínua de habitat resulta num aumento dos conflitos entre humanos e elefantes e prejudica gravemente as hipóteses de sobrevivência dos elefantes. Mais de 90% do habitat histórico do elefante asiático foi perdido - é evidente a necessidade de esforços de recuperação do habitat em toda a área de distribuição do elefante asiático. Um dos principais factores de perda de habitat é o aumento das populações humanas nas zonas de elefantes. Por conseguinte, os projectos que integram a saúde pública e a saúde do ecossistema nas comunidades locais devem ser considerados para o êxito da conservação a longo prazo dos elefantes asiáticos e dos seus habitats. Políticas e planos inadequados de utilização dos solos também dificultam os esforços de conservação e recuperação dos habitats. Por exemplo, a falta de planos de ordenamento do território eficazes ou a implementação adequada dos planos de ordenamento do território permitem uma fácil invasão das áreas protegidas. A ausência de planos também agrava a proteção dos corredores entre as áreas protegidas, cortando a conetividade entre as áreas com elefantes, e aumenta a fragmentação do habitat.

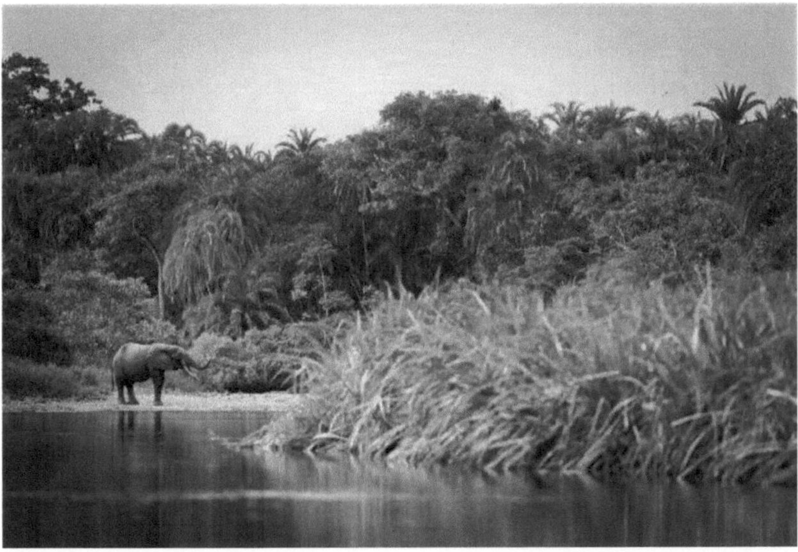

Agora, mais do que nunca, é necessário pensar em termos de "gestão sustentável" dos recursos naturais. Com a aceleração das alterações climáticas globais e o reconhecimento mundial da necessidade de restaurar e conservar as florestas naturais para efeitos de sequestro de carbono, proteção dos serviços ecossistémicos e atenuação das catástrofes naturais, existe agora uma nova oportunidade para expandir as ideias sobre a proteção dos habitats, incluindo os créditos de carbono e o desenvolvimento do ecoturismo.

Além disso, existem vários métodos que podem ser mais explorados, como a utilização do fogo para gerir o ecossistema e ajudar a conservar o habitat florestal. Se forem bem planeados e investigados, os incêndios controlados e os herbicidas podem ser utilizados para controlar espécies invasoras e abrir áreas para pastagens. Meios mecânicos, como puxar manualmente as espécies invasoras com um trator, também podem ser utilizados para ajudar a erradicar ou gerir estas espécies. [66]

2. Sensibilização do público

Para conservar os animais selvagens, é muito importante aumentar a consciencialização. Podem ser realizados programas de formação, seminários e acções de formação escolar para aumentar a eficácia do programa de conservação. A educação e a sensibilização são pilares fundamentais para o êxito da proteção dos recursos naturais.

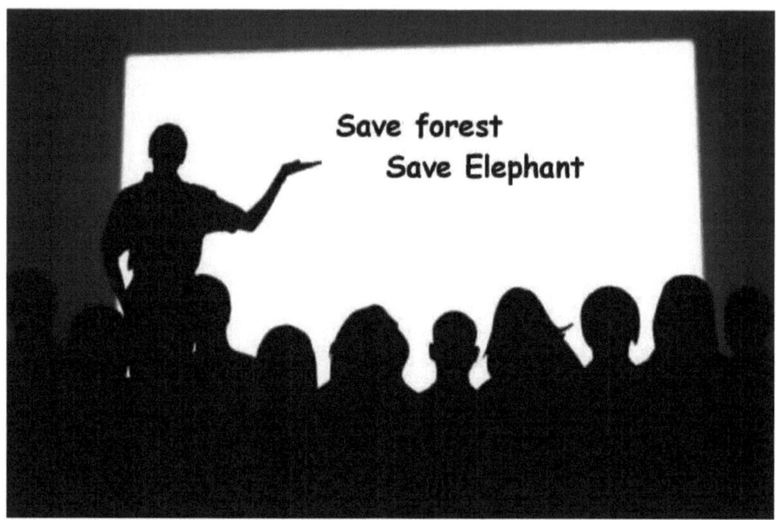

3. À procura de meios de subsistência alternativos

Muitas aldeias e comunidades rurais que registam a maior frequência de conflitos com elefantes asiáticos são predominantemente agricultores de subsistência. Existem várias culturas de rendimento que estes agricultores poderiam cultivar e que demonstraram ser indesejáveis para os elefantes. Por exemplo, os pimentos e as árvores de citrinos são culturas de rendimento muito rentáveis e são menos susceptíveis de serem atacadas por elefantes asiáticos esfomeados.

Outro exemplo de um dissuasor baseado na agricultura que demonstrou ser bem sucedido em alguns países da área de distribuição para dissuadir os elefantes são os tanques de peixes no perímetro dos campos de cultivo. A criação de peixes é um negócio muito lucrativo e ajuda a dissuadir ou abrandar o movimento de elefantes para os campos de cultivo.

Qualquer cultura ou meio de subsistência alternativo tem de ter um plano de comercialização sólido e uma ligação clara com a conservação.

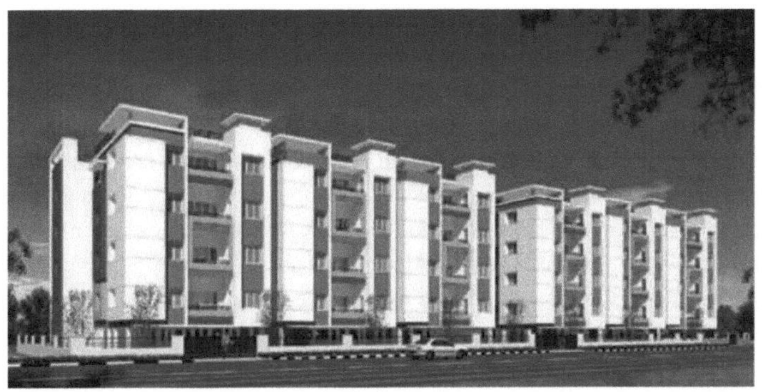

Muitas das ameaças que se colocam aos elefantes asiáticos e ao seu habitat resultam de indústrias extractivas, como a exploração madeireira, ou da invasão de áreas protegidas através do cultivo de terras para agricultura ou da construção de povoações. É importante que os conservacionistas procurem formas de as comunidades beneficiarem da proteção e recuperação das florestas, como a atribuição de créditos de carbono diretamente às comunidades envolvidas nos esforços de proteção e recuperação dos habitats. Alguns fundos de créditos de carbono poderiam também ser utilizados para apoiar os esforços de gestão de áreas protegidas, a formação contínua de gestores de áreas protegidas ou benefícios imediatos semelhantes.

Além disso, o ecoturismo, se for devidamente desenvolvido e executado, proporcionará às comunidades locais rendimentos provenientes dos turistas, assegurando simultaneamente a proteção comunitária da floresta e da sua vida selvagem. Além disso, o ecoturismo também tem o potencial de inspirar uma ética de conservação e orgulho pelos recursos naturais entre a população local e, por sua vez, ajuda a erradicar a caça furtiva através da pressão da comunidade e incentiva um instinto de proteção destas criaturas magníficas. Estes esforços proporcionariam uma maior segurança e viabilidade do habitat a longo prazo para os elefantes e outros animais selvagens. [66]

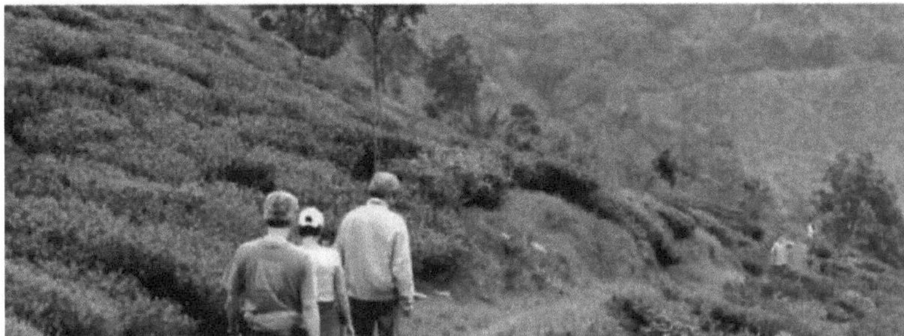

4. **Prevenir a caça furtiva e o comércio ilegal**

A caça furtiva de elefantes para obtenção de marfim, bem como de pele, dentes e outras partes do corpo, constitui uma séria ameaça à sobrevivência dos elefantes asiáticos e tem uma influência muito negativa na proporção entre os sexos das populações de elefantes asiáticos. Quase todos os elefantes asiáticos que têm presas são machos; é raro ver um elefante asiático fêmea com presas grandes. Consequentemente, muitos elefantes asiáticos machos selvagens têm sido objeto de caça furtiva pelo seu marfim, o que levou a um declínio drástico de machos na natureza. Sem os machos de elefante asiático na natureza, a reprodução dos elefantes diminui. O combate à caça furtiva de elefantes asiáticos exige uma abordagem multidisciplinar. Não só é necessário levar a cabo campanhas de educação, como também reforçar a aplicação da lei. Atualmente, a ASECF apoia várias actividades eficazes de aplicação da lei; no entanto, a ação penal contra os infractores deve ser completa e coerente. Não basta confiscar as partes de animais e avisar o infrator. É essencial que as organizações conservacionistas e os governos levem a cabo a condenação do infrator para que os riscos da caça furtiva de elefantes ultrapassem os benefícios. A procura de partes de elefante é a causa da matança de elefantes asiáticos. A redução da procura deve ser abordada através de campanhas educativas e de uma maior aplicação da lei. É igualmente necessário reforçar a coordenação e a colaboração transfronteiriças para que os países possam pôr termo ao comércio ilegal de animais selvagens. Atualmente, na Tailândia, o comércio ou a venda de marfim de elefantes em cativeiro não é proibido por lei. Esta lei proporciona uma brecha fácil para os caçadores furtivos facilitarem o comércio de marfim selvagem sem serem apanhados. Os governos dos países da área de distribuição devem considerar a possibilidade de colmatar estas lacunas para que a questão da conservação dos elefantes asiáticos e da erradicação da caça furtiva de elefantes seja levada a sério. [66]

5. Mitigação do conflito entre humanos e elefantes

No Bangladesh, as actuais medidas de mitigação são claramente inadequadas para ultrapassar os efeitos negativos do conflito entre humanos e elefantes nas comunidades rurais e na conservação dos elefantes selvagens porque os agricultores não podem controlar os danos. No entanto, as técnicas de mitigação utilizadas pelos agricultores são semelhantes aos métodos de dissuasão ativa a curto prazo utilizados para controlar os conflitos entre humanos e elefantes em toda a África e Ásia A maioria dos agricultores referiu que se baseava em 'assustar e perseguir' como medidas de controlo contra os elefantes que atacavam as culturas. Gritar e usar fogo para afugentar os elefantes são técnicas tradicionais que têm sido praticadas durante séculos no Bangladesh e também usadas nas savanas africanas. O uso de tochas é o método de dissuasão mais comum e mais importante e as nossas observações no terreno indicaram que os agricultores provavelmente usam este método principalmente por tradição e não por eficiência. Os inquiridos também afirmaram que a proteção dos campos era especialmente benéfica para a redução do conflito humano com os elefantes, pois fornecia um aviso prévio. As cabanas ou torres de vigia são construídas ao longo dos limites dos braços onde os elefantes entram frequentemente nos campos. Quando os elefantes são avistados, os camponeses usam uma combinação de ruídos altos, tais como gritos, estalos de fogo, bater em objectos de metal e estalar chicotes. A presença de humanos, o uso de ruídos altos e fogo, bem como outros métodos, podem dissuadir os elefantes dos campos de cultivo, mas estas tácticas consomem muito tempo, permitindo que os elefantes pisem as culturas no campo durante várias horas, causando, em última análise, maiores perdas financeiras aos agricultores. Os agricultores não estavam dispostos a usar armas de fogo, provavelmente porque o elefante é uma espécie protegida e, portanto, revelar qualquer intenção de o destruir pode levar a um processo judicial. Portanto, as pessoas que vivem perto das APs sugeriram que o Departamento Florestal deveria ajudar a dissuadir os elefantes selvagens. Alguns estudos exploraram opções viáveis para impedir a invasão de culturas. [82]

Para a conservação de qualquer espécie, não existe uma solução única para todos os países com elefantes asiáticos. Por isso, uma abordagem transdisciplinar à conservação é fundamental para a mitigação de HEC. Quase todos os projectos de HEC reagem principalmente ao conflito em vez de o prevenirem. Embora seja importante abordar o conflito quando ele surge, especialmente se o bem-estar das pessoas que vivem perto do habitat dos elefantes for tomado em consideração, esta abordagem não tem proporcionado uma solução sustentável a longo prazo para HEC. Para abordar HEC de forma eficaz e sustentável, é necessário trabalhar não só com biólogos da fauna bravia mas também com cientistas sociais, planeadores do uso da terra, especialistas em comunicação, especialistas em marketing, analistas de políticas e especialistas em educação. É essencial compreender as necessidades ecológicas dos elefantes, reduzir os impactos humanos no habitat dos elefantes, implementar planos de uso da terra ambientalmente sensatos e envolver as pessoas e as comunidades nos esforços de conservação que são essenciais para a sobrevivência dos elefantes asiáticos e dos seus habitats selvagens nos 13 países de distribuição. Se se tornar insustentável ter uma população de elefantes em crescimento numa área específica devido à perda grave de habitat ou HEC, é importante ponderar muitas opções de gestão. [66]

6. **Melhores cuidados para os elefantes em cativeiro**

Outra iniciativa é a criação de centros para acolher elefantes indesejados, maltratados e confiscados. Por exemplo, o Centro de Conservação de Elefantes da Tailândia, em Lampang, proporciona um lar, trabalho, alimentação e cuidados veterinários a mais de 100 elefantes. Os animais perigosos são confinados numa área segura; os elefantes jovens que trabalham são treinados; e os restantes vagueiam livremente e reproduzem-se, produzindo elefantes jovens que serão reintroduzidos na natureza.

7. **Necessidade de mais santuários - melhoria das instalações de reprodução e introdução de novos elefantes na natureza.**

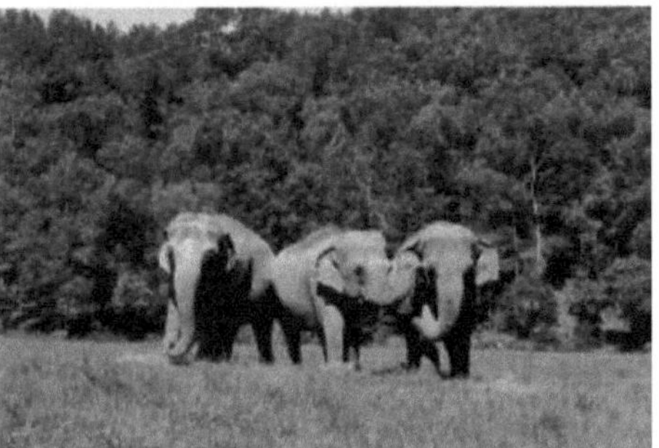

8. **Aplicação da legislação governamental**

9. **Criação de corredores com vegetação:**

Uma solução consiste em criar corredores com vegetação entre habitats separados. Isto pode ser tão simples como construir uma ponte sobre um canal, mas a ponte deve ser larga, pois só os touros são suficientemente corajosos para atravessar uma ponte estreita. Outras formas de melhorar a quantidade ou a qualidade do habitat remanescente incluem a manutenção de uma zona tampão de floresta de crescimento secundário e a criação de charcos.

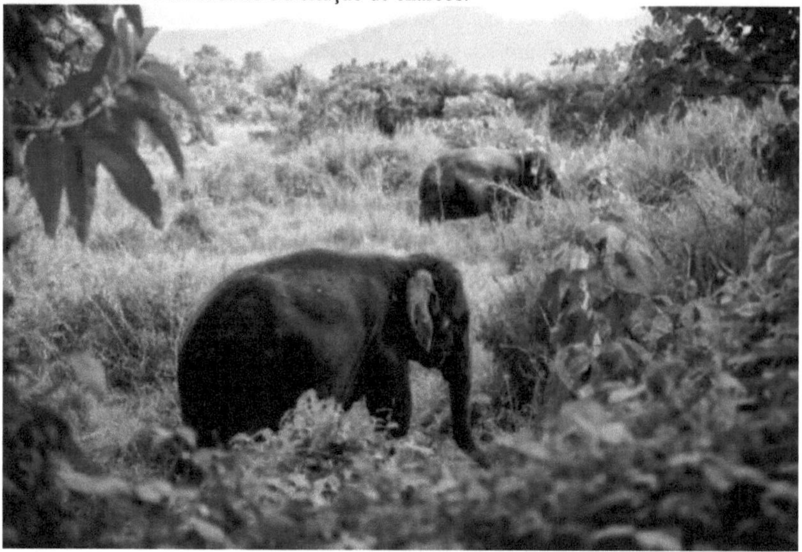

10. Melhoria do sistema de proteção dos rebanhos selvagens:

Isto é complicado. As populações devem ser suficientemente grandes para compensar a consanguinidade e os perigos ambientais, como as secas e as cheias. No entanto, o tamanho das manadas deve ser controlado para minimizar a invasão dos habitats humanos e para promover o apoio local à conservação dos elefantes.

Capítulo 6: Conclusão

A importância dos elefantes asiáticos (Elephas maximus) para o ecossistema é atualmente conhecida como uma espécie criticamente ameaçada no Bangladesh. A conservação desta espécie é crucial para a manutenção da biodiversidade e da integridade ecológica do Bangladesh. Em meados do século XXI, existiam mais de 500 elefantes nos seus habitats naturais em todo o Bangladesh, mas estimativas recentes mostram que o número não ultrapassa os 220 na natureza. Com apenas cerca de 250 indivíduos em estado selvagem, o elefante está gravemente ameaçado em toda a sua área de distribuição no Bangladesh. A população de elefantes selvagens diminuiu drasticamente nos últimos dois séculos devido à fragmentação e destruição do habitat causada pela expansão da agricultura e da colonização humana. A pressão crescente sobre os habitats dos elefantes e os corredores de deslocação resulta em conflitos entre humanos e elefantes em termos de invasão de culturas e de baixas humanas e de elefantes. É, pois, essencial identificar a situação atual dos elefantes e elaborar um plano de ação estruturado para conservar os elefantes asiáticos que restam no Bangladesh.

Referências

1. Shoshani, J., Hagos, Y., Yacob, Y., Ghebrehibet, M., e Kebrom. E. (2004). "Elefantes (Loxodonta aficana) de Zoba Gash Barka, Eritreia: Part II numbers and distribution, ecology and behaviour, and fauna and flora in their ecosystem- Pachyderm, 36: 52-68.

2. Phanthavong, B.e Santiapillai, C. (1993). 'Conservation of elephants in Laos- Tiger paper, 20 (3):21-19.

3. Nath, C. e Sukumar, R. (1998). Elephant-human conflict in Kodagu, southern India: distribution patterns, people's perceptions and mitigation methods. Bangalore, Índia. Asian Elephant conservation center for ecological sciences, Indian Institute of Science.

4. Perera, B.M.A.O. (2009). O conflito entre humanos e elefantes: A review of current status and mitigation methods- Gajah, 30: 41-52.

5. Miller, B., Reading, R., Strihlt, J., Caroll, C., Noss, R., Soule, M., Sanchez, 0. Terborgh. J. Brightsmith, D., Cheeseman, T. e Foreman, D. (1999). 'Using focal species in the design of nature reserve network- Wild earth winter, 81-92.

6. Whyte, IJ. (2004). 'Base ecológica da nova política de gestão de elefantes para o Parque Nacional de Kruger e resultados esperados - Pachyderm, 36: 99-108.

7. Evolução do elefante. (2002-2011). 'Evolução dos elefantes, Classificação zoológica: http://www.allelephants.com/allinfo/evol.php

8. Rahman, S.M. (2008). Status, distribuição, padrão de movimento e conservação do elefante asiático (Elephas maximus) na Divisão Florestal de Cox's Bazar - Tese de Mestrado. Universidade de Jahangirnagar, Daca

9. WWF. (2011). 'Elephant-overview- World Wildlife Fund. http://www.worldwildlife.org/species/finder/elephants/elephants.html .

10. Ficha informativa sobre o elefante asiático 2006; assets.panda.org/downloads/asian_elephant_factsheet2006.pdf.

11. Fernando, P.; Vidya, T. N. C.; Payne, J.; Stuewe, M.; Davison, G.; Alfred, R. J.; Andau, P.; Bosi, E.e Kilbourn, A.(2003). "A análise do ADN indica que os elefantes asiáticos são nativos de Bornéu e que, por conseguinte, constituem uma elevada prioridade para a conservação" PLoS Biol.1(1).

12. Georges Frei (2016): Diferenças entre o elefante africano e o elefante asiático. Enciclopédia do Elefante. http://en.upali.ch/differences-between-african-and-asian-elephant/

13. Elefante asiático vs. elefante africano. http://www.trunktruths.com/asian-vs-african-elephants/

14. Kinnaird, M.F., Sanderson, E.W., O'Brien, T.G., Wibisono, H.T. & Woolmer, G. (2003).

'Deforestation trends in a tropical landscape and implications for endangered large mammals: Conservation Biology, 17: 245-257.

15. Hedges, S., Tyson, M.J., Sitompul, A.F., Kinnaird, M.F., Gunaryadi, D. e Aslan. (2005). Distribuição, estatuto e necessidades de conservação dos elefantes asiáticos (Elephas maximus) na província de Lampung, Sumatra, Indonésia". Biological Conservation, 124: 35-48.

16. Azad, M. (2006). Mammal diversity and conservation in a secondary forest in Peninsular Malaysia- *Biodiversidade e conservação,* 15: 1O1 3-1025.

17. Pradhan, N.M.B. e Wegge, P. (2007). 'Dry season habitat selection by a recolonizing population of Asian elephants Elephas maxim us in lowland Nepal- Ata theriologica, 52: 205-214.

18. Rood, E., Ganie, A. A. e Nijman. V. (2010). 'Usando a modelação apenas da presença para prever o uso do habitat do elefante asiático numa paisagem florestal tropical: implicações para a conservação'. Diversity and distributions, 16: 975-984.

19. Sukumar, R. (2003). The living elephants: evolutionary ecology, behavior, and conservation (Os elefantes vivos: ecologia evolutiva, comportamento e conservação). Nova Iorque. Oxford University Press Pp-12.

20. lshwaran, N. (2001).' Integração da conservação dos elefantes na gestão das áreas protegidas no Sri Lanka: Gajah, 20: 27-38

21. Choudhury, A. U. (1999). Status and Conservation of the Asian elephant Elephas maximus in north-eastern India".Mammal Review. 29 (3): 141-173.

22. IUCN Bangladesh. (2000). Livro vermelho dos mamíferos ameaçados do Bangladesh. Dhaka. Gabinete nacional da UICN no Bangladesh.P-5.

23. IUCN Bangladesh. (2004). Conservation of Asian elephants in Bangladesh (Conservação dos elefantes asiáticos no Bangladesh). Dhaka. IUCN.

24. Elefantes asiáticos: Ameaças e soluções. Wild at heart : The Plight of Elephant in Thailand http://www.amnh.org/explore/science-bulletins/bio/documentaries/wild-at-heart-the-plight- of-elephants-in-thailand/asian-elephants-threats-and-solutions

25. Samansiri, K. A. P.; Weerakoon, D. K. (2007).Feeding Behaviour of Asian Elephants in the Northwestern Region of Sri Lanka (Comportamento alimentar dos elefantes asiáticos na região noroeste do Sri Lanka). 2: 27-34

26. Relatório de Actividades da Lei sobre a Conservação do Elefante Asiático para o Wildlife Without Borders - Relatório de Dez Anos dos Programas de Espécies do Ano Fiscal 2002 - Ano Fiscal 2011; páginas: 4-9

27. Sukumar, R. (1990). "Ecologia do elefante asiático no sul da Índia. II. Hábitos de alimentação e

padrões de invasão de culturas". *Journal of tropical ecology,* 6 (1): 33-53.

28. Pradhan, N. M. B.; Wegge, P.; Moe, S. R.; Shrestha, A. K. (2008). Ecologia alimentar de dois megaherbívoros simpátricos ameaçados de extinção: Elefante asiático Elephas maximus e rinoceronte maior de um chifre Rhinoceros unicornis nas terras baixas do Nepal. Wildlife Biology. 14: 147154.

29. USFWS. (2002). 'Lei de conservação do elefante asiático: relatório de síntese. 1999-2001 - Washington. Divisão de Conservação Internacional.P-99.

30. Joshi, R. & Singh, R. (2008). 'Feeding behavior of wild Asian elephants (Elephas maximus) in the Rajaji National Parle, The journal of american science, 4(2): 34-48.

31. Shoshani, J; Eisenberg, J. F. (1982). "Elephas maximus".Mammalian species.182:1-88.

32. McKay, G. M. (1973). "Comportamento e ecologia do elefante asiático no sudeste de Ceyl on". Smithsonian Contributions to Zoology. 125 (125): 1-113.

33. Fernando, P.; Lande, R. (2000). "Análise genética molecular e comportamental da organização social no elefante asiático (Elephas maximus)". Behav Ecol Sociobiol. 48 (1): 84-91.

34. De Silva, S.; Wittemyer, G. (2012). "Uma comparação da organização social em Elepha asiática nts and African SavannahInternational   Journal of Primatology. A ser publicado (5): 1125 1141.

35. De Silva, S.; Ranjeewa, A. D. G.; Kryazhimskiy, S. (2011). "A dinâmica das redes sociais entre os elefantes asiáticos fêmeas". BMC Ecology. 11: 17.

36. Heffner, R.; Heffner, H. (1980). "Audição no elefante (Elephas maximus)". Ciência. 20 8 (4443): 518-520.

37. Aldous, P. (2000) "Elephants see themselves in the mirror" Elefantes asiáticos: Wikipedia. https://en.wikipedia.org/w/index.php?title=Asian elephant&oldid=783742731

38. Jainudeen, M.R.; McKay,G.M.; Eisenberg, J. F. (1972). "Observação em musth no elefante asiático domesticado (Elephas maximus)".Mammalia.36 (2): 247-261.

39. Douglas-Hamilton, I. (2009). 'The current elephant poaching trend' (A atual tendência de caça furtiva de elefantes): Pachyderm, 45:154157.

40. Choudhury, A.; Lahiri Choudhury, D.K.; Desai, A.; Duckworth, J.W.; Easa, P.S.; John singh, A.J.T.; Fernando, P.;Hedges, S.; Gunawardena, M.; Kurt, F.; et al. (2008). "Elep has maximus" http://www.iucnredlist.org/details/7140

41. População do elefante asiático, 2016- Apresentação do país de distribuição, Reunião do Grupo de Especialistas em Elefantes Asiáticos da UICN p-123

42. McIntosh, J. (2008) The ancient Indus Valley: new perspectives (https://books.google.

com/books?id=1AJO2ACbccC&printsec=frontcover#v=onepage&q&f=false) ABC-CLIO.

43. Rangarajan, M. (2001).The Forest and the Field in Ancient India (A Floresta e o Campo na Índia Antiga).

Em: India's Wildlife History. Permanent Black, Delhi-1234

44. Winn, Patrick (2017). "Os elefantes de guerra ainda existem. Mas apenas num lugar proibido". Rádio Pública Internacional (PRI). P-17.

45. Elefantes. Historical Perspectives of Human-Elephant Relationships (Perspectivas históricas das relações entre humanos e elefantes).

(https://seaworld.org/en/animal-info/animal-infobooks/elephants/scientific-classification)

46. Comércio ilegal de elefantes asiáticos vivos: A review of current legislative, regulatory, enforcement and other measures across range States.

https://cites.org/sites/default/files/eng/cop/17/WorkingDocs/E-CoP17-57-01-A5.pdf

47. Stiles, D. (2009). O elefante e o comércio de marfim na Tailândia. http://www.traffic.org/speciesreports/traffic species mammals50.pdf.

48. Edgerton, F. (1985). A tradição do elefante dos hindus: o desporto do elefante

(Matangalila) de Nilakantha (Reimpressão de 1931ed.). Delhi: Motilal Banarsidass. ISBN 812 0800052

49. Md. Anwarul Islam, Samiul Mohsanin, Gawsia Wahidunnessa Chowdhury, Sayam U. Chowdhury, Md. Abdul Aziz, Mayeen Uddin, Samia Saif, Suprio Chakma, Rezvin Akter, Israt Jahan e Isma Azam (2011) - Situação atual dos elefantes asiáticos no Bangladeche. Gajah 35 (2011) 21-24.

50. Santiapillai, C. e Jackson, P. (1990). O elefante asiático: um plano de ação para a sua conservação. IUCN, Gland, Suíça.

51. IUCN (2004) Conservation of Asian Elephants in Bangladesh (Conservação dos Elefantes Asiáticos no Bangladesh). Gabinete da UICN no Bangladesh, Dhaka, Bangladesh

52. Islam MA (2006) Conservation of the Asian elephants in Bangladesh (Conservação dos elefantes asiáticos no Bangladesh). Gajah 25: 21-26.

53. Ranjitsingh, M.K. (1978). 'IUCN/ SSC Asian elephant group news 3, Bangladesh- Tigerpaper, 5(2): 28-33.

54. Olivier, R. (1978). 'Distribution and status of the Asian elephant- O- 14: 379-424.

55. Khan, M.A.R. (1985). Mammals of Bangladesh. Dhaka, PJ Publishers. P-77

56. Gittins, B.P. & Akonda, A.W. (1982). 'What survive in Bangladesh?' (O que é que sobrevive

no Bangladesh?) Oryx, 16(3): 276-281.

57. Jackson, P. (1983). 'Respostas ao questionário sobre elefantes e rinocerontes na Ásia: Dissertação de Mestrado.

58. Chackraborty, T.R. (1996). A ecologia e a conservação dos elefantes (Elephas maximus) M.Sc. (Tese). Universidade de Jahangirnagar, Dhaka.

59. Kemf, E. & Santiapillai, C. (2000). Elefantes asiáticos em estado selvagem. A WWF Species Status Report. Gland. Suíça.p-90.

60. Feeroz, M.M. (2004). 'Relatório técnico - 4: Directrizes de gestão para a conservação de elefantes no Bangladesh: In: Conservation of Asian elephants in Bangladesh, Technical report 4: 1-10. Dhaka. IUCN - União Mundial para a Natureza, Gabinete do Bangladesh.

61. IUCN Bangladesh. 2016. Situação dos elefantes asiáticos no Bangladesh. IUCN, União Internacional para a Conservação da Natureza, Gabinete do Bangladesh, Daca, Bangladesh. Pp-102.

62. Asian Elephant Conservation Fund, Serviço de Pesca e Vida Selvagem dos EUA - *Assuntos* Internacionais. https://www.fws.gov/international/wildlife-without-borders/asian-elephant-conservation-fund. html

63. Motaleb, M. A., Rahman, S. M., Rahman, S. e Sultana, M. 2011. The Asian Elephants and Associated Human-Elephant Conflict in South-Eastern Bangladesh [Os Elefantes Asiáticos e o Conflito Homem-Elefante Associado no Sudeste do Bangladesh]. IUCN (União Internacional para a Conservação da Natureza), Dhaka, Bangladesh, pp-104.

64. Contadores mundiais. Elaboração de dados pelas Nações Unidas, Departamento de Assuntos Económicos e Sociais, Divisão da População. Perspectivas da População Mundial: A Revisão de 2015

65. Sukumar, R. (1989a). The Asian elephant -ecology and management. Cambridge, Reino Unido. Cambridge University Press.pp-56.

66. Joshi, R. & Singh, R. (2009). 'Corredores de vida selvagem e elefantes asiáticos (Elephas maximus): Lessons from Rajaji National Park, North-West India" (Lições do Parque Nacional Rajaji, Noroeste da Índia): Journal of American Science, 5(5): 31-40.

67. Johnsingh, AJ.T. e Williams, A. C. (1999). 'Elephant corridors in India: lessons for other elephant range countries: Oryx, 33 (3): 210-214.

68. Khan, M.A.R. (1980). "On the distribution and population status of the Asian elephant in Bangladesh": In: J.C. Daniel (ed.).The status of the Asian elephant in the Indian Subcontinent, pp. 63-72.

69. Islam, M.A., Khan, M.M.H., Kabir, M.M., Das, A.K., Chowdhury, M.M., Feeroz, M.M. e Begum, S. (1999). Man-elephant interactions in Bangladesh in 1997: Bangladesh Journal of Life Science, 11: 31-36.

70. Aziz, M.A., Feeroz, M.M. e Shahriar, A.F.M. (2005). 'Feeding movements of the Asian elephants in the northern side of the river Karnafuli in the Chittagong Hill-Tracts, Bangladesh-Bangladesh journal of life science, 1 7 (1): 51-58.

71. Khan, M. H. (2004). 'Technical report-3, Human elephant conflicts in Bangladesh and assessment of financial losses': In: IUCN Bangladesh, Conservation of Asian elephants in Bangladesh, pp. Technical Report-3, 53. Dhaka. IUCN.

72. Elefante asiático - ameaças. WWF http://wwf.panda.org/what_we_do/endangered_species/elephants/asian_elephants/asianelep_h threats/#capture

73. Barua, M. (2010). "Whose issue? Representações do conflito entre humanos e elefantes nos media indianos e internacionais". Science Communication. 32: 55-75.

74. "Vídeo do turismo que impulsiona o comércio ilegal de elefantes na Birmânia e na Tailândia" guardian.co.uk. 24 de julho de 2012.

75. Hile, J. (2002). "Activistas denunciam o ritual de "esmagamento" de elefantes na Tailândia". Sociedade Geográfica Nacional. Recuperado em 1 de outubro de 2014.

76. "Comércio insustentável e ilegal , WWF http://wwf.panda.org/about_a_nossa_terra/espécies/problemas/comércio_ilegal/

77. A. H. M. Raihan Sarker, Amir Hossen, Ma Suza1 & Eivin Roskaft (2017). Área Protegida Versus Conflito de Pessoas e um Programa de Co-Gestão: Um estudo de caso do Santuário de Vida Selvagem de Dhudpukuria-Dhopachari, Bangladesh. Pesquisa em Meio Ambiente e Recursos Naturais; 7(2).

78. Raihan Sarker, A.H.M. and Roskaft, Eivin (2010) 'Human-wildlife conflicts and management options in Bangladesh, with special reference to Asian elephants (Elephas maximus)', International Journal of Biodiversity Science, Ecosystem Services & Management, 6: (3), 164-175.

79. Relatório de Actividades da Lei de Conservação do Elefante Asiático para o Wildlife Without Borders - Relatório Decenal dos Programas de Espécies do Ano Fiscal 2002 - Ano Fiscal 2011; páginas: 4-9.

80. Livros de informação sobre animais - 2016. Elefantes - classificação científica: Perspectivas históricas das relações entre humanos e elefantes. https://seaworld.org/en/animal-info/animal-infobooks/elephants

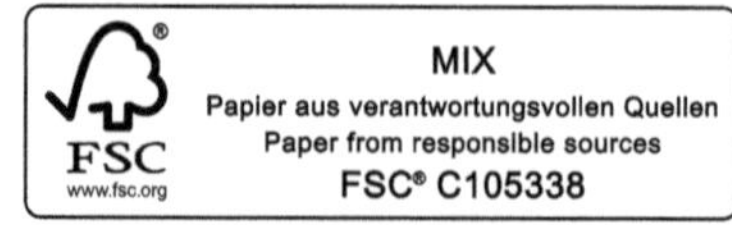

Printed by Books on Demand GmbH, Norderstedt / Germany